汉竹编著·健康爱家系列

老中医教你

调体质
补气血养五脏

许庆友　杨长春　主编

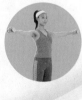

江苏凤凰科学技术出版社
全国百佳图书出版单位
·南京·

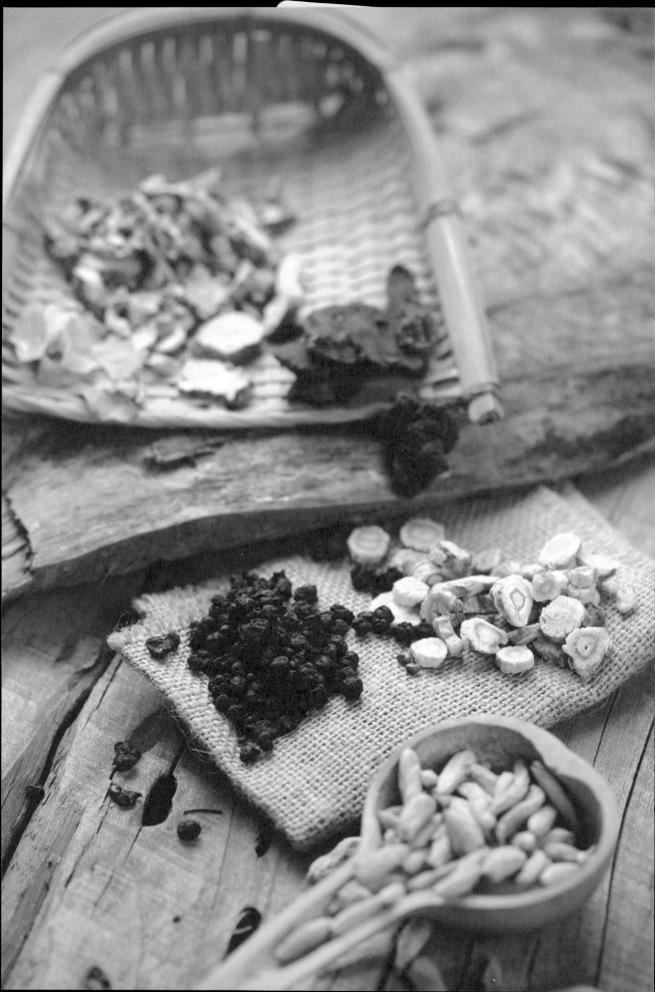

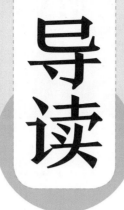

导读

中医养生就是吃中药调理?

阴阳和养生到底有什么关系?

气血不和会产生哪些问题?

五脏又该如何调养?

······

　　相信很多人对中医养生皆有这样或那样的疑问，有的人是对中医养生有误解，有的人是根本不了解中医养生，还有的人是被网络上缺乏科学依据的养生方法所误导，因此对中医养生有所怀疑。本书将帮你走出这些养生误区，教你正确的养生方法。

　　很多人听过阴阳，但不明白阴阳到底是什么？其实阴阳就是在讲平衡，阴阳一旦失调，身体就会出现问题，如体质出现偏颇，导致阴虚或者阳虚，肾脏阴阳失衡，出现肾阳虚或肾阴虚；气血不和，出现气虚、血虚或者瘀阻。总而言之，阴阳一旦失衡，会影响五脏、体质、气血等各个方面。

　　本书首先介绍阴阳，然后再分别介绍体质、气血以及五脏的调理内容，因为中医讲究辨证施治，顺时养生，所以本书又增加了四季养生及不同人群养生的内容，更加丰富全面。中医养生不仅仅是吃中药，它还包括饮食、经络、运动以及精神等多个方面，然后再根据四季的变化，对不同人群和不同体质进行辨证论治、因人施治，以达到身体的平衡及健康状态。需要注意的是，本书中涉及的一些中药及药方只是作为养生辅助调理的参考，并不能代替专业医生治疗，患有疾病者，如需药膳调理，应在使用前向医生咨询。

　　养生是一件需要长期坚持的事，也是一件需要随时随地留心的事，愿本书能为您提供有益的参考，愿健康与您长伴。

副主编：陈立祥　张雨轩　何玉梅　张旭毅　赵　亮　陈　卓

编　委：赵绮悦　高晓萌　刘令今　陈格格　殷立刚　刘子骞
　　　　王春彦　刘雪涛

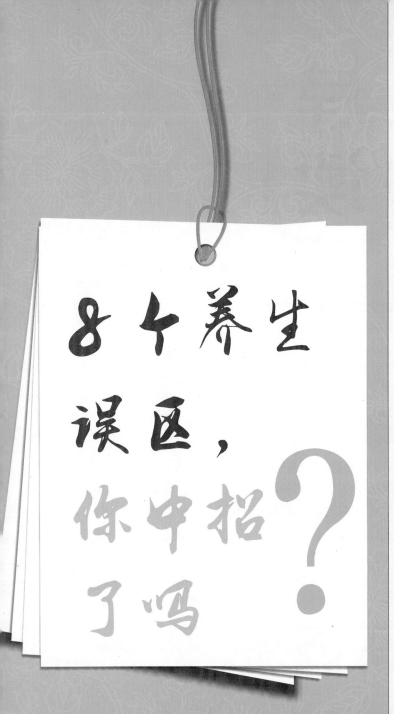

8个养生误区，你中招了吗？

误区 1

中老年人才需要养生？

很多年轻人认为中老年人才需要养生，其实这是一种认识上的误区。养生不仅是老年人的事，也是年轻人的事。衰老是一个不可逆的过程，年老时身体出现的各种疾病，好多是由于年轻时不注意保养身体造成的。所以，年轻时注重养生，也是为了年老时身体远离病痛，更加健康。

误区 2

中药没有副作用？

很多人认为中药没有副作用，所以就滥用中药。"是药三分毒"，中药也有自己的毒性，这里的"毒"是指中药的偏性。在服用前应了解中药的药性及功能主治，再结合自己的体质辨证选择合适的中药，避免服用不当伤害身体。如果要用中药调理身体，最好在专业医生指导下服用。

误区3

用保温杯泡茶？

为防止茶水很快变冷，很多人喜欢用保温杯泡茶，其实这种做法是不健康的。当用保温杯泡茶时，茶叶长时间浸泡于高温水中，茶多酚等营养物质会大量流失，茶中的芳香油会很快大量挥发，鞣酸、茶碱大量渗出，不仅降低了茶叶的营养价值，还会使有害物质增多。所以最好不要用保温杯泡茶，用普通的杯子即可。

误区5

黑色食物都能补肾？

黑色食物一定补肾吗？其实并不完全正确，食物是补还是不补，要看它的属性，性温热是补，性寒凉是泻。黑米性温，补肾效果明显；黑芝麻、黑豆性平，可补肾活血；而紫菜、海带性寒凉，夏天可以经常吃，冬天最好少吃。若冬天吃性寒凉的食物，宜与温热的食物配合，这样才能不伤肾。

误区7

大量出汗可以减肥？

大多数人认为出汗多可以减轻体重，事实上，这是一个减肥中常见的误区。减肥的关键不在于出汗，而在于人体摄入和消耗能量的平衡关系，当人体摄入的能量大于消耗的能量时，多余的脂肪就会储存下来，从而形成肥胖。人体汗液的主要成分是水，而不是脂肪，所以出汗和减轻体重并没有必然的关系。

误区4

天然的就是最好的？

许多人认为天然的、不经过加工的食物才最有营养，但其实纯天然的食物未必安全。如天然芦荟中含有的芦荟大黄素甙能引起腹泻；黄花菜不经过人工处理，其含有的秋水仙碱会影响肠胃健康。所以不是所有天然的东西都是健康的，要区别对待。

误区6

水喝得越多越好？

当你生病时，经常有家人或朋友提醒你要多喝水，说喝水可以排毒。但水真的是喝得越多越好吗？其实人体摄取的水分除了经由排汗或呼气时排出外，还需经肾脏来代谢，如果水喝得太多，会增加肾脏的负担，易让肾脏功能衰竭，影响肾脏健康；并且体内的电解质因为被大量水稀释，会引发电解质紊乱。

误区8

饭后要立即刷牙？

饭后立即刷牙有损牙齿健康。在牙冠的表面有一层保护牙齿的牙釉质，刚吃过饭，尤其是食用了酸性食物，会使牙釉质变松软，这时候刷牙容易损害牙釉质，时间一长，牙齿的牙釉质逐渐减少，容易患上牙本质过敏症，吃东西时牙齿就会出现酸痛。因此，饭后先用清水漱口，然后再刷牙，才是正确的做法。

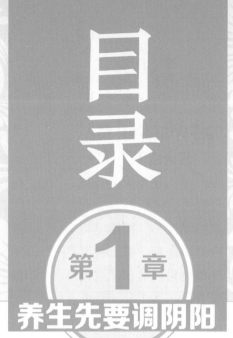

目录

第 1 章
养生先要调阴阳

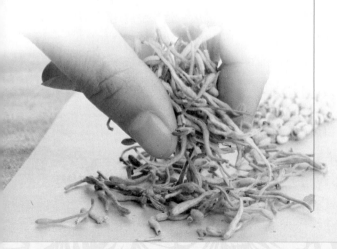

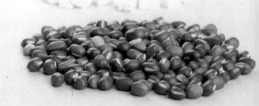

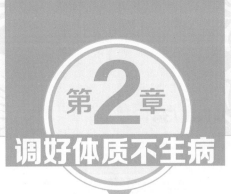

第2章
调好体质不生病

第3章
气血不足，调理有方

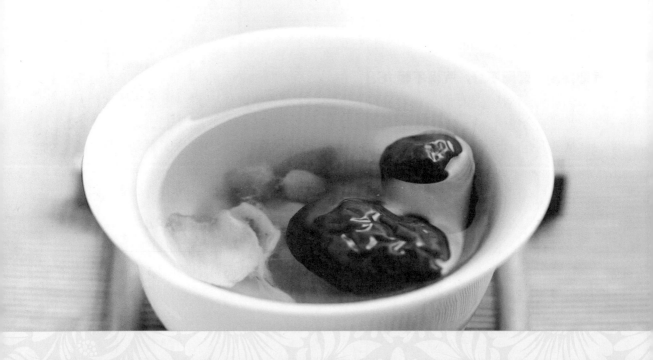

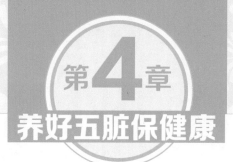

第**4**章
养好五脏保健康

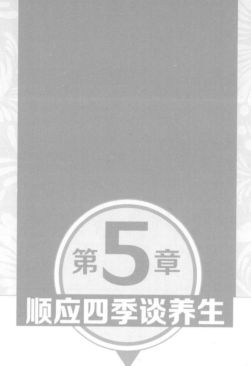

第5章
顺应四季谈养生

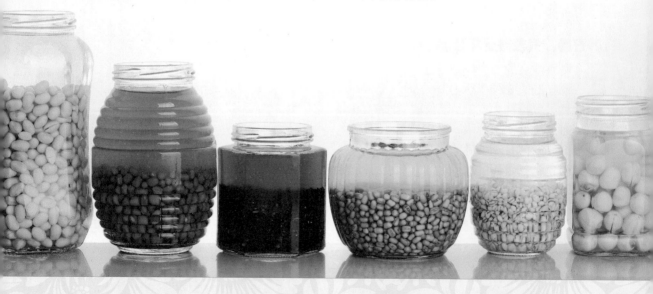

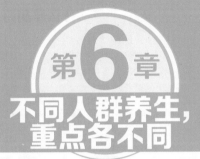

第**6**章

不同人群养生，重点各不同

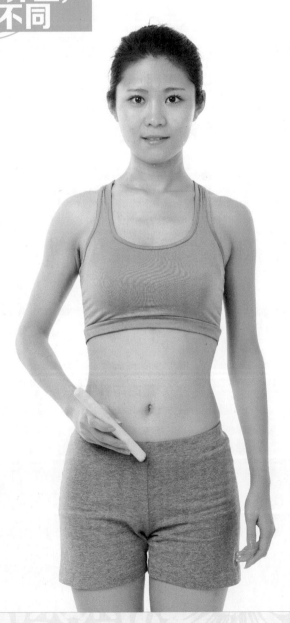

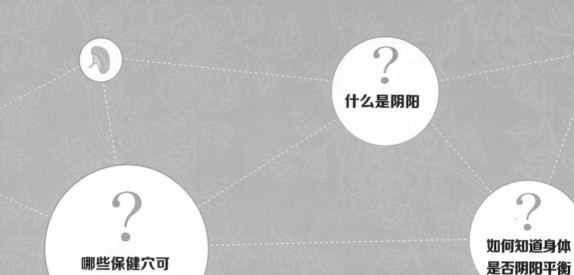

什么是阴阳

哪些保健穴可以滋阴补阳

如何知道身体是否阴阳平衡

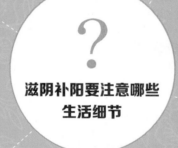

滋阴补阳要注意哪些生活细节

阴阳与养生有什么关系

养生先要调阴阳

　　中医认为，阴阳平衡是生命的根本。阴阳平衡，人体就健康；如果阴阳失衡，人就会患病。表里、寒热、虚实都是疾病过程中所表现的一组组既对立又统一的正反现象，表证、热证、实证可归属于阳证范畴；里证、寒证、虚证可归属于阴证范畴。因此，一切病症皆可以归类到阴证或阳证这两个大原则中。

　　其实，阴阳蕴藏于身体中的每个部分：肾有肾阴肾阳，肝有肝阴肝阳，心有心阴心阳，脾有脾阴脾阳，肺有肺阴肺阳……身体每个部分的阴阳应该保持平衡，一旦某个部位阴阳失调了，那个部位就容易出现疾病。所以要想获得稳定和持久的健康，就要先调理好阴阳这个总纲。

你知道什么是阴阳吗

阴阳到底是什么？阴阳和中医有什么关系？人体的阴阳是怎么划分的？相信很多人会有这些疑问，下面就针对这几个问题来具体阐述。

阴阳学说

阴阳学说是中国古代的一种哲学理论，阴和阳代表着相互联系又相互对立的事物属性。如《黄帝内经·素问·阴阳应象大论》记载："天地者，万物之上下也；阴阳者，血气之男女也；左右者，阴阳之道路也；水火者，阴阳之征兆也；阴阳者，万物之能始也。"一般来说，凡是剧烈运动着的、向外的、上升的、温热的、明亮的，皆属于阳的特征；而相对静止的、内守的、下降的、寒凉的、晦暗的，皆属于阴的特征。这就是阴阳的本质。

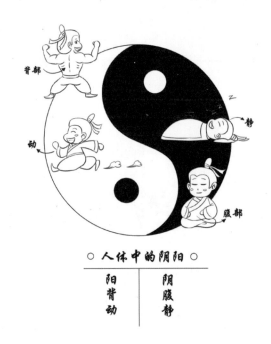

◇ 人体中的阴阳 ◇

阳 背 动	阴 腹 静

阴阳学说在中医中的应用

人体是一个有机的整体，然而人体的一切组织结构依据其属性的不同，又可分为相互对立的阴阳两部分。如以部位来分，上部为阳，下部为阴；体表属阳，体内属阴；背部为阳，腹部为阴；四肢外侧为阳，四肢内侧为阴。以内脏来分，五脏藏精气而不泻属阴，六腑传化物而不藏为阳；五脏之中，心、肺居于上部（胸腔）属阳，脾、肝、肾居于下部（腹腔）属阴。每一脏又有阴阳之分，凡具有兴奋、温煦、推动作用的属脏之阳所为，如心阳、肝阳、肾阳；凡具有抑制、滋润、宁静作用的属脏之阴所为，如心阴、肝阴、肾阴。以构成人体的基本物质来分，气无形而动属阳，血液、津液有形而静属阴。总之，人体组织结构的上下、内外、表里、前后各部分之间，以及内脏之间，无不包含着阴阳的对立统一。故《黄帝内经·素问·宝命全形论》记载："人生有形，不离阴阳。"

中医养生不只在于防病，还在于调阴阳

中医的精髓是辨证施治，其核心就是一分为二，也就是阴阳。中医讲"治病求本"，那么什么是本呢？其实，这个"本"就是阴阳，意思就是治病要在阴阳里寻求答案。

一直以来，中医都是以阴阳五行相生相克的原理来养生和防病治病的。中医的神奇之处其实就在于它调节了人体的阴阳动态平衡。同样是发热，因人而异可用不同的方法治疗；同是痢疾病，有湿热和虚寒等不同的证型，要用不同的方法治疗，这是"同病异治"。而不同疾病，只要证候相同，便可以用同一种方法治疗，这叫"异病同治"。

中医在诊治疾病上要求从整体观念出发，通过查看五官、形体、舌、脉等外在表现，探知体内阴阳变化，进而确定治疗方法。总而言之，中医不只是有病治病，还能帮助患者调整体内阴阳，使之达到平衡状态。

正常情况下，人体中的阴和阳之间保持着相对平衡状态，一旦由于某种原因导致阴阳平衡被打乱，就会产生疾病。疾病的实质就是人体内阴阳失衡。既然疾病是由阴阳失衡引起的，那么治疗疾病就应该围绕调整阴阳来进行，以恢复其平衡状态。阴阳是自然界的客观规律，是万物运动变化的本源。所以要想治好病，就必须解决阴阳这个根本问题。养生也是这个道理，必须从阴阳上着手，通过各种方法来维持人体的阴阳平衡。

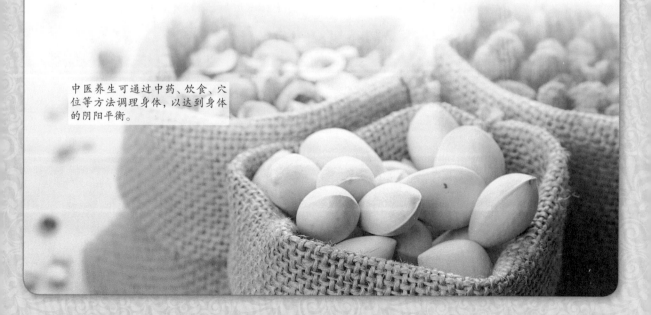

中医养生可通过中药、饮食、穴位等方法调理身体，以达到身体的阴阳平衡。

如何判断体质偏阴或偏阳

想要调理阴阳，首先要弄清自己的体质偏阴还是偏阳。为了便于理解，下面分别列出阴性体质和阳性体质的特征来帮助大家辨别自己属于哪种体质。

阴性体质的特征

1. 畏寒怕冷，喜暖喜热。
2. 皮肤苍白，没有光泽。
3. 说话语速慢，声音小，易沙哑。
4. 尿液颜色浅而透明，量多。
5. 四肢不温，手掌、手指细长绵软。
6. 体形偏胖或细瘦高挑。
7. 身体僵硬，缺乏柔韧性。
8. 性情喜静，不爱说话。
9. 行动缓慢，不爱活动。
10. 不爱喝水。
11. 运动时不流汗或流汗少。
12. 感冒时很少发热。
13. 发质干枯，早生白发。

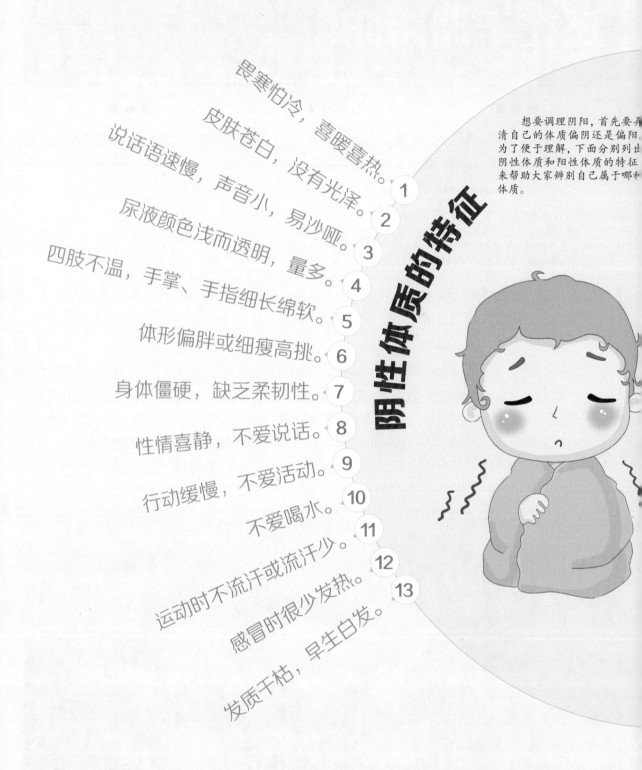

在上述阴性体质特征和阳性体质特征中，看自己与哪一类的特征吻合较多，自己就属于哪类体质。当然，也有一些人不严格属于这两种体质之一，是介于两类体质之间的平和体质。

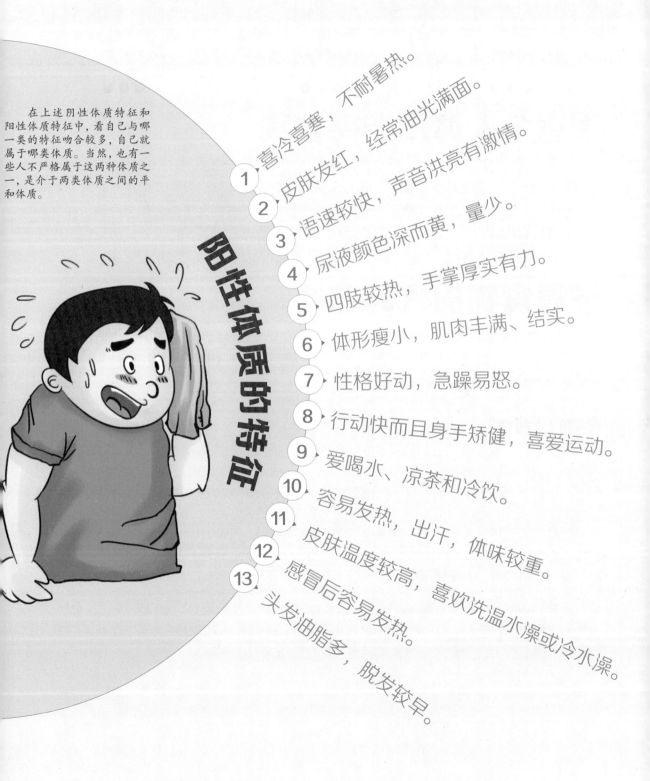

阳性体质的特征

1. 喜冷喜凉，不耐暑热。

2. 皮肤发红，经常油光满面。

3. 语速较快，声音洪亮有激情。

4. 尿液颜色深而黄，量少。

5. 四肢较热，手掌厚实有力。

6. 体形瘦小，肌肉丰满、结实。

7. 性格好动，急躁易怒。

8. 行动快而且身手矫健，喜爱运动。

9. 爱喝水、凉茶和冷饮。

10. 容易发热，出汗，体味较重。

11. 皮肤温度较高，喜欢洗温水澡或冷水澡。

12. 感冒后容易发热。

13. 头发油脂多，脱发较早。

吃对食物，轻松调理身体阴阳

阴性体质的人因为阴盛，应该以摄取较多的阳性食物为宜；而阳性体质的人阳气亢盛，应以摄取较多的阴性食物为原则，这样才能达到阴阳平衡。

根据个人体质选择食物

正常情况下，阴性体质的人应该多摄取阳性食物，并经常活动；阳性体质的人应该多摄取阴性食物。因为阴性体质的人一旦吃多了阴性食物，身体就会发冷，严重者易患神经痛以及风湿这类寒性疾病。阳性体质者一旦吃多了阳性食物，时间久了就会损害肝脏，甚至影响其他内脏器官的健康。但是，并不是阴性体质的人就要彻底远离阴性食物，而是说阴性体质的人，其饮食中阳性食物应占较大比重；阳性体质的人也是同样的道理。

注意食物的性味归经

食物的"四气五味"源自中药药性理论。"四气"指食物有寒、热、温、凉四种不同的状态，又称"四性"；"五味"指食物有酸、甘、苦、辛、咸五种不同的滋味。每种食物的四气五味都不同，因此有不同的功效。

食物的"四性"

一般而言，寒性性质、凉性性质的食物具有清热泻火、凉血解毒、通利二便的作用，也是阳热亢盛、肝火偏旺者的首选，如荞麦、绿豆、罗汉果、茭白、冬瓜、丝瓜、苦瓜等，主要适用于热证，临床表现为发热、口渴、心烦、头痛头晕、小便黄赤、大便秘结等。

温性性质、热性性质的食物有温中散寒、助阳益气、通经活血等作用，是平时怕冷的虚寒体质者的保健食材，如南瓜、大枣、羊肉等，适用于寒证，临床表现为喜暖怕冷、肢体不温、口不渴、小便清长、大便稀薄等。

寒与凉，温与热，只是程度上的差别。此外，还有一类平性食物，仍属于四性之内，不称五性。平性食物性质比较平和，具有平补气血、健脾和胃、补肾等功效，无论寒证、热证均可食用，也可供脾胃虚弱者进行食疗保健，如粳米、黄豆、玉米、山药等。

食物的"五味"

辛味（辛散）食物能宣散、行气、通血脉。辛味食物包括生姜、葱、大蒜、洋葱、辣椒、花椒、香菜、韭菜、薄荷等。

甘味食物有补益强壮的作用。甘味食物包括刀豆、莲藕、茄子、番茄、茭白、蕨菜、胡萝卜、白萝卜、丝瓜、竹笋、土豆、红薯、菠菜、荠菜、南瓜、白菜、芹菜、冬瓜、西瓜、香蕉、赤小豆、泥鳅、鲤鱼、猪肉、羊肉、鸡肉、牛肉等。

酸味食物有收涩作用。酸味食物包括马齿苋、香橼、佛手、柠檬、杏、梨、橙子、桃、山楂、石榴、荔枝、橘子、柚子、葡萄等。

苦味食物能清泄、燥湿。苦味食物有苦瓜、苦菜、大头菜、蒲公英、槐花、荷叶、茶叶、白果、桃仁等。

咸味食物能软坚、散结、润下。咸味食物包括海藻、海带、紫菜、海蜇、海参、田螺、猪肾、猪血、猪心、猪肝、白鸭肉、鸽蛋等。

饮食应顺应四时的变化

四季气候的不断变化，对人体生理机能也会产生一定的影响。中医认为，饮食应顺应四时的变化，以保养体内阴阳气血。一般认为，春季气候温暖，万物生机盎然，宜食清淡，可多吃些菜粥，如荠菜粥；夏季气候炎热，多雨，湿气重，宜食甘凉之物，如绿豆汤、薄荷汤、西瓜等；秋季转凉，气候干燥，宜食能生津的食物，如莲藕粥等；冬季寒冷，宜食温热食物，如羊肉汤、桂圆枣粥等，以温补机体阳气。

寒热平衡：热者寒之，寒者热之

中医常说"寒者热之，热者寒之"，就是要保持寒热平衡的意思，我们在饮食中也要保持寒热平衡。"食宜暖"，生冷食物吃多了会损伤脾、胃和肺气，微则为咳，甚则为泄。体虚胃寒的人，应少吃生冷食物，特别是在夏日更应慎重。民间也强调"饥时勿急，空腹忌冷"。反之，饮食也不可太热，否则容易损伤胃脘、咽喉。

夏天炎热，可以喝一碗绿豆汤来清热解暑；冬天寒冷，一碗热腾腾的面汤可以暖胃。当体内有热时，要吃一些清热泻火的食物；体内寒气较重时，要吃一些温热的食物。保持膳食的寒热平衡，可以调节身体的阴阳平衡，这也是长寿的秘诀之一。

10 种属阳食物

解表散寒

生姜

生姜最主要的功能是升阳降逆。生姜是纯阳之物，早上吃生姜，有助于阳气升发，推动气血运行，让人一天都精神振奋。

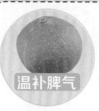

温补脾气

南瓜

南瓜可以补中益气，对于脾虚气弱的人有补益作用，还可以缓解血糖的升高，有助于稳定病情。

补肾益阳

韭菜

韭菜属阳，适合男士吃，可以壮阳。韭菜适合在春天吃，可以补脾胃之气。

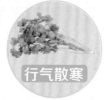

行气散寒

香菜

香菜辛香升散，能促进胃肠蠕动，有助于开胃醒脾，调和中焦，其特殊香味能刺激汗腺分泌，促使机体发汗。

暖腹部

小茴香

小茴香能温肝肾、暖脾胃、理气和中，还可以缓解疝气。另外还有温暖腹部的作用，腹冷痛者可以用小茴香煎水喝。

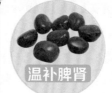

温补脾肾

板栗

板栗属阳，具有养胃健脾、补肾强筋、活血止血的功效。脾胃虚寒的人多吃板栗可以益气健脾，补肾健脑。

祛寒祛湿

花椒

花椒是辛温纯阳之物，能温脾胃、补命门、散阴寒、驱蛔虫、止疼痛、燥风湿。用花椒水泡脚可以燥湿祛寒。

发散风寒

洋葱

洋葱具有温中通阳、理气和中、健脾的功效，但它最主要的作用还是发散风寒。风寒感冒患者可以适当吃些洋葱。

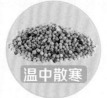

温中散寒

胡椒

胡椒是辛热纯阳之物，可祛寒。胃寒、腹泻、虚冷的人可以适当吃些胡椒。

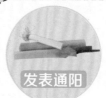

发表通阳

大葱

大葱可以帮助人体发散表寒，从而缓解感冒发冷症状。通常用葱白熬水，趁热喝下，鼻塞和发冷的症状会有所缓解。

10 种属阴食物

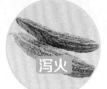
泻火

苦瓜

苦瓜性寒，具有清热消暑、养血益气、补肾健脾、滋肝明目的功效，体热的人不妨适量吃些苦瓜清热降火。

清胃热

苦菜

苦菜有祛除胃热和血热、排除腹中积滞以及通利小便的作用。皮肤上出现疮疖疔肿的时候，也可以吃苦菜来解毒消肿。

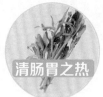
清肠胃之热

空心菜

空心菜可以清肠胃之热、通便，适合肠胃积热、大便不通的人食用。如果有口臭，也可以吃些空心菜。

清火安神

莲子心

莲子心可以清心火、安神。莲子心还有降压的作用，因高血压而心烦失眠的人可以用莲子心泡茶喝。

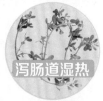
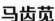
泻肠道湿热

马齿苋

马齿苋清泻肠道湿热的作用较好。马齿苋也叫长命菜，可以清热祛湿，缓解痢疾、腮腺炎。

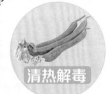
清热解毒

丝瓜

丝瓜具有清热化痰、凉血解毒的作用。有血热便血、痔疮出血、大肠燥结、大便不利等症状者，可以适量吃些丝瓜。

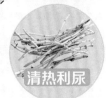
清热利尿

鱼腥草

鱼腥草有清热解毒、消肿疗疮、利尿除湿、止痢、健胃消食的功效。鱼腥草泡水喝，可预防感冒，增强抵抗力，还能缓解便秘。

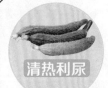
清热利尿

黄瓜

黄瓜具有利水利尿、清热解毒的功效。黄瓜热量低，可瘦身纤体。

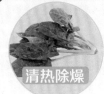
清热除燥

菠菜

菠菜具有润燥滑肠、清热除燥的作用，有助于缓解头昏烦热和便秘等。需要注意的是，脾胃虚寒和腹泻的人不适合吃菠菜。

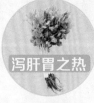
泻肝胃之热

芹菜

芹菜入肝经，可清热除烦、平肝气、清胃火、凉血止血。大便秘结者和高血压患者可以适当多吃。

滋补药膳，滋阴又补阳

滋阴补阳 黄芪党参母鸡汤

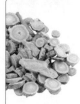

- 性微温，归肺经、脾经。
- 适合虚证患者。
- 孕妇不宜食用。

黄芪

此汤补血益气，滋阴补阳。党参、黄芪各 50 克，大枣 4 颗，母鸡 1 只，姜片、盐各适量。母鸡处理干净，剁成块，氽去血水；大枣、黄芪、党参洗净。将除盐外的所有原料放入锅中，加适量水，炖至母鸡熟烂，最后加盐即可。

黄芪：益气补阳
党参：养血生津
母鸡：滋补身体

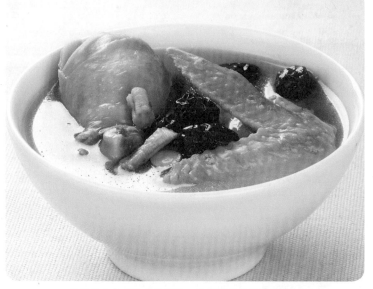

此汤适合久病体虚者食用，具有很好的滋补作用。

滋阴补血 党参灵芝大枣饮

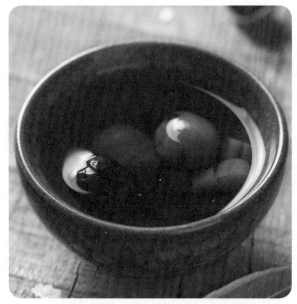

灵芝也可以剪碎直接泡水喝，成人一天用量一般在 10~15 克之间。

灵芝：滋阴安神
党参：养血生津
桂圆：补血益气

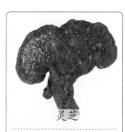

灵芝

- 性平，入心经、肾经、肝经、肺经。
- 适合失眠乏力患者。
- 鼻塞流涕者忌服。

此茶可补气血，调节身体阴阳平衡。党参 10 克，灵芝、桂圆肉各 5 克，大枣 1 颗。水煎代茶饮用。

补气养血 人参大枣乌鸡汤

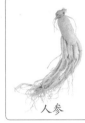

- 性温,归肺经、脾经、心经、肾经。
- 适合气血不足者。
- 实证热证者忌食。

人参

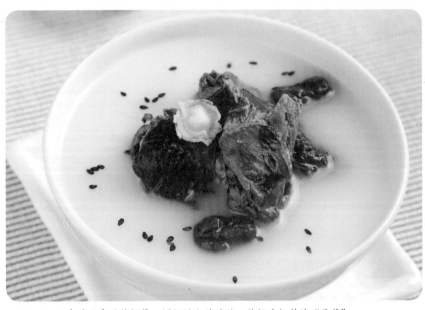

乌鸡具有滋补肝肾、调经活血的功效,被视为妇科的"圣药"。

此汤可滋阴补阳,补足气血。乌鸡 1 只,人参 5 克,大枣、黑芝麻、葱段、姜片、盐各适量。乌鸡处理干净,斩成块,氽去血水。乌鸡块放入锅中,加适量水,再放入除黑芝麻、盐外的所有原料,慢炖 2 个小时,最后加盐调味,出锅时撒上黑芝麻即可。

健脾补虚 茯苓板栗大枣粥

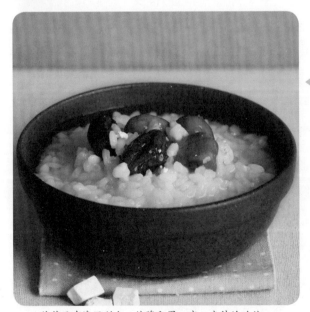

茯苓具有渗湿利水、健脾和胃、宁心安神的功效。

茯苓: 补脾利湿
板栗: 补虚止泻
大枣: 健脾补血

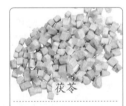

茯苓

- 性平,归心经、肺经、脾经、肾经。
- 适用于食欲不振者。
- 阴虚火旺者忌食。

此粥可补脾利湿,宁心安神。茯苓 15 克,板栗 25 克,大枣 2 颗,粳米 100 克。茯苓研成末备用。粳米、大枣和板栗洗净入锅,加水煮至粳米半熟时,加入茯苓末,拌匀,煮至粥熟即可。

经常刺激 4 个穴位，滋阴又补阳

滋阴穴位

滋阴益肾 太溪穴

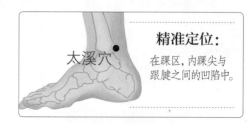

精准定位：
在踝区，内踝尖与跟腱之间的凹陷中。

太溪穴有滋阴益肾、壮阳强腰的功效，主治头痛、耳鸣、耳聋、失眠、月经不调、阳痿、腰脊痛等症。按摩太溪穴：用拇指指腹按揉太溪穴，以有酸胀感为宜。

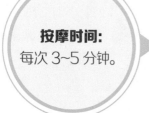

按摩时间：
每次 3~5 分钟。

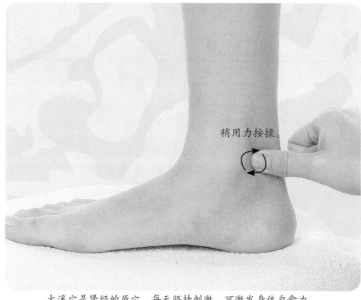

稍用力按揉。

太溪穴是肾经的原穴，每天坚持刺激，可激发身体自愈力。

滋阴补肾 照海穴

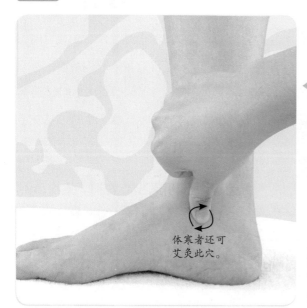

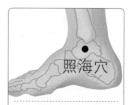

按摩时间：
每次 3~5 分钟。

精准定位：
在踝区，内踝尖下 1 寸，内踝下缘边际凹陷中。

体寒者还可艾灸此穴。

照海穴可滋阴补肾、清利下焦、调经利尿，主治月经不调、痛经、小便频数、疝气、目赤肿痛、便秘等症。按摩照海穴：用拇指指腹按揉照海穴，以有酸胀感为宜。

照海穴配三阴交穴、太溪穴，滋阴补肾效果更好。

补阳穴位

命门穴

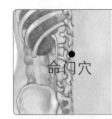

命门穴是人体的长寿大穴,具有强肾固本、温肾壮阳的功效,可改善腰酸、水肿、痛经、腰腹寒凉等症。艾灸命门穴:点燃艾条,距离穴位 3~5 厘米,施以温和灸,以穴位皮肤出现红晕为宜。

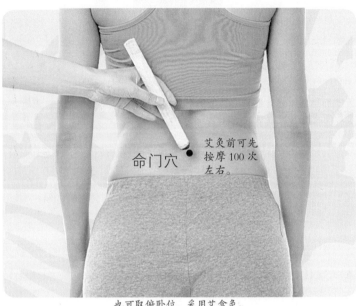

艾灸前可先按摩 100 次左右。

命门穴

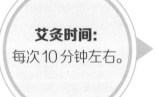

艾灸时间:
每次 10 分钟左右。

也可取俯卧位,采用艾盒灸。

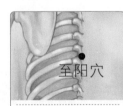 至阳穴

至阳穴

精准定位:

在脊柱区,第 7 胸椎棘突下凹陷中,后正中线上。

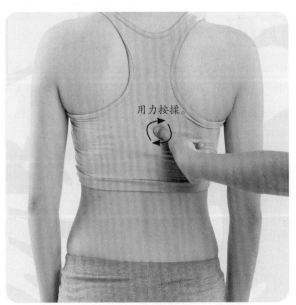

用力按揉。

按摩时间:
每次 3~5 分钟。

至阳穴是后背督脉上阳气最盛的地方,可用于缓解一些寒热交杂的病,如肾虚,同时还有助于稳定情绪。按摩至阳穴:用拇指指腹用力按揉至阳穴,以有酸胀感为宜。

至阳穴有壮阳益气的功效。

滋阴补阳，
要注意这几个生活细节

中医养生理论认为，阴阳是否保持相对的动态平衡，决定着一个人的机体是否健康。因此，阴阳影响着人体生命活动的规律。日常生活中，一定要注重养生保健，以保持体内阴阳的动态平衡。

运动出汗过多，不仅伤阳，也会耗阴

人体通过出汗可排出体内的代谢废物，具有排毒的作用。对于少量出汗，可以不必在意，但是大量出汗就要引起注意了。因为大量出汗会使体液减少，如果不及时补充水分，会进一步导致心率加快，散热能力下降，体温升高，机体电解质紊乱和酸碱平衡失调，引起脱水。

中医认为，汗乃心之液。运动后大量出汗，会导致人体汗液流失，继而会消耗阳气。人大量出汗后会感到特别疲乏，其原因就是过度消耗了体内的阳气，阳气不足自然无法维持正常的人体运动，且阳气不足，人体的抵抗力就会下降，易被外邪侵袭。所以当我们运动完并大量出汗后，如果不采取防护措施，就会出现感冒、中暑等情况。

同时，出汗还会造成体内津液过度消耗，继而伤及肾阴。阴阳俱衰，身体自然会十分衰弱。所以大量出汗后应及时补充水分。

经常熬夜，伤阴又伤阳

熬夜的危害人尽皆知，不仅伤阴，还伤阳气。中医认为，人的体表有气运行，气像人体外围的卫士，名卫气。卫气可固摄阳气，它在人体体表不断地运化行走。白天卫气在人体的阳分里，晚上则行到阴分里，就是行于阴经。阳气只要一入阴经，人就想睡觉。卫气在阴经中行完出离阴经后，人就会醒来。这就是中医对睡眠机理的阐释。

如果经常熬夜，不按时睡觉，就会阻碍阳气入阴经，损耗阳气。而身体的每个器官都有作息规律，如子时（23:00~1:00）是胆经当令，如果此时没有休息，就会产生阴虚阳亢的现象。所以，熬夜会打乱人体阴阳的平衡，继而引发很多疾病。因此，我们在日常生活中，一定要按时睡觉，睡眠充足才能保证阴阳的协调，从而保持身体的健康。

起居有常，阴阳平衡有保障

起居有常是指起卧作息和日常生活的各个方面要有规律，并合乎自然界和人体的生理常度。起居作息、日常生活有规律是阴阳平衡、强健身体、延年益寿的重要保障。

人们生活在自然界中，并与之息息相关。因此，只有人们的起卧休息与自然界阴阳消长的变化规律相适应，才能有益健康。例如，早晨阳气从阴始生，到中午时，阳气最盛，黄昏时分则阳气渐消而阴气渐长，深夜之时则阴气最盛。人们应在白天阳气隆盛之时从事日常活动，夜晚阳气衰微的时候休息，即"日出而作，日落而息"，这样可以保持阴阳运动的平衡协调。

注意劳逸适度，有效调节阴阳

劳逸结合对于人体生理机能的正常运作非常重要。生活中过劳或过逸都有可能引起生理机能运作不畅的问题。

适当地劳作，可以疏通人体经络、调理气血、增强体质。现代医学研究认为，人体进行一些合理的劳动，可改善内分泌、心血管、神经、运动等各个系统的功能，如促进血液循环，改善呼吸和消化功能等。但是劳动也要讲究一个度，过劳可能会伤及脏腑，引发一些疾病。《黄帝内经》中记载："五劳所伤，久视伤血，久卧伤气，久坐伤肉，久立伤骨，久行伤筋。"明确地说明了内伤与过度劳累密切相关。同样的道理，如果生活过于安逸，缺乏一定的劳动和体育锻炼，就会引起机体气机郁滞，体内各要素运行失调，从而导致气血运行不畅，阴阳失调。

不能过度劳累，也不能过度安逸，为了维持体内阴阳平衡、保持机体健康，就要正确处理好劳逸之间的关系，可以从以下几个方面做到劳逸结合：

体力劳动轻重适度。不可一味地进行重体力劳动，要量力而行，同时要安排好自己的业余生活，让自己的体力、精力、心理都能达到平衡状态。

脑力劳动和体力劳动有机结合。长期脑力劳动者可以进行一些适当的体育锻炼，让机体各部位得到有效的运动，同时还能使大脑得到休息。

休息要保持多样性。休息可以是静式休息，如睡眠；也可以是动式休息，如听音乐、聊天、下棋、散步等。在休息时要注意动静结合，既能达到休息的目的，还可以起到娱乐、调节身心的效果。

如何了解自己的体质

什么样的饮食适合自己的体质

中药如何调理偏颇体质

如何根据自己的体质安排日常起居

不同的体质用哪些保健穴调养

调好体质不生病

现实生活中，人们因遗传、环境、饮食、性格及生活习惯的不同，体内的寒热、虚实、阴阳、燥湿等特征也各有不同，从而出现了不同的体质。人的体质分为阳虚体质、阴虚体质、气虚体质、痰湿体质、湿热体质、血瘀体质、气郁体质、特禀体质和平和体质9种基本体质类型。而这9种体质类型中，除了平和体质外，其他8种都属于偏颇体质。体质出现了偏颇，疾病也就随之而来。因此，养生时要先分清体质，不能盲目，针对不同个体、不同病症需"辨质论治"，比如减肥，痰湿体质和阴虚体质各自的调理方法就不同。本章根据不同体质类型给出了具体调理方法，调好体质，让你远离疾病保健康。

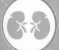

阳虚体质：倦怠乏力，四肢冰冷

阳虚体质是指由于体内阳气不足，不能充分发挥其温煦、激发、推动作用，而使身体出现虚寒现象，导致脏腑功能低下的一种体质状态。

测一测，你是阳虚体质吗

1 冬天还没到就已经变得手脚冰冷。　□

2 与周围的人相比，总是比别人穿得厚。　□

3 与寒冷的冬天相比，更喜欢炎热的夏天。　□

4 女性月经经常推迟。　□

5 稍微吃些难以消化的食物，便会腹泻。　□

6 很少觉得口渴，并且经常不喝水。　□

7 喜欢吃麻辣热乎的火锅，不喜欢喝冷饮。　□

8 很容易水肿。　□

9 才到中年，便出现性冷淡的迹象。　□

10 天气稍微转冷，女性白带就会增多，而且容易乳房胀痛、胸闷。　□

11 刚进入中年便经常掉头发。　□

12 便溏，小便量多而色清。　□

13 年纪轻轻就经常腰膝酸软。　□

14 经常整夜整夜地做梦。　□

15 舌边总有齿痕。　□

分析结果

如果自己符合上述某一条症状就打"√"。

1~5 个"√"，说明有一定阳虚症状，平时应注意休息调养，改变不良的生活方式。

6~10 个"√"，说明阳虚状况已经比较明显，一定要注意饮食调养和作息安排。

11 个以上"√"，说明阳虚状况比较严重，不仅要注意饮食起居，还需进行药物调治。

为什么会阳虚

阳虚，就是体内阳气少。而体内阳气为什么会变少？其中一个原因是肾阳不足。肾是阳气的发源地和储存阳气的大本营，大多数阳虚的人，是由肾阳不足造成的。这种情况下，只有保住肾，保住人的根，让肾精消耗的速度变慢，人才会阳气充足、充满活力。

阳虚的另外一个原因是脾阳不足，阳气失运。脾为后天之本，因为人体能量是不断被消耗的。需要不断补充，先天不足后天补。有些阳虚的人脾胃不好，不是胃气虚、食欲差就是脾气虚，能吃不能运，吃进去的食物不能转化成能量，都囤积成了脂肪；还有的是脾胃俱虚，既不能吃，也不能运。这种情况下，想要补足阳气就要健脾和胃，脾胃和谐才能改善阳虚症状。

饮食调养: 吃补肾温阳之品

阳虚体质的人平时要吃具有益阳作用的食物,以补充身体的热量和阳气,少吃寒凉的食物,更要避免吃冰冷食物,同时还要减少盐的摄入。

阳虚体质者慎吃食物

豆芽 豆芽性寒,阳虚体质者过多食用会加重虚寒症状。

兔肉 兔肉性凉,多食有损元气,阳虚体质者慎食。

苦瓜 苦瓜性寒,阳虚型脾胃虚寒、腹泻者食用会加重腹痛、腹泻。

鸭肉 鸭肉性寒,体质虚寒、痛经以及风寒感冒患者不宜食用。

柿子 柿子性寒,阳虚体质者过量食用柿子会加重体寒症状。

螃蟹 螃蟹性寒,阳虚体质者不宜过量食用,否则会加重虚寒症状。

西瓜 西瓜性寒,阳虚体质者食用过多会使肠胃寒凉。

柚子 柚子性寒,阳虚体质者过多食用柚子后会加剧体内阴阳失衡。

阳虚体质者宜吃食物

核桃 性温,味甘,能补肾温阳,固精强腰,补气养血,润肠通便,益寿健脑,补充大脑营养,延缓衰老,还能缓解便秘。

板栗 性温,味甘、咸,富含维生素 C、维生素 B_2 以及不饱和脂肪酸和矿物质,可抗衰老,补肾阳,延年益寿,是老年人理想的食疗佳品。

羊肉 性温,味甘,既能御风寒,又可补身体,对气血两亏、病后或产后身体虚亏等虚证均有补益效果,最适宜冬季食用,故被称为冬令补品。

韭菜 性温,味甘、辛。韭菜又称"起阳草",可补肾温阳,温中行气,对于因阳气不足而缺乏活力的阳虚体质者来说,有助于改善慵懒的身心状态。

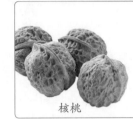

- 性温，入肾经、肺经、大肠经。
- 适合脾肾阳虚者。
- 腹泻者不宜多吃。

核桃

温补 肾阳 核桃板栗饮

此饮可补肾，抗衰老。板栗肉 10 粒，核桃仁 50 克。将板栗肉蒸熟后同核桃仁一同放入榨汁机中，加适量温开水，捣成泥状即可。

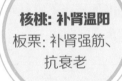

核桃：补肾温阳
板栗：补肾强筋、抗衰老

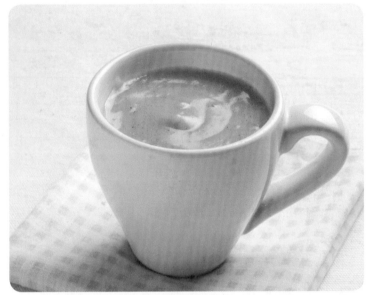

核桃含有较多脂肪，多食会影响消化，所以一次不宜吃得太多。

补中 益气 板栗炖鸡块

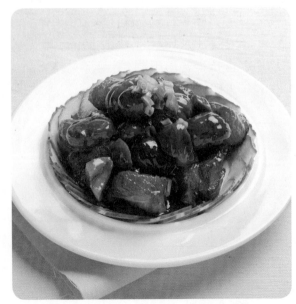

鸡肉应选择鲜嫩的，易入味，不宜选择老母鸡。

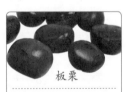

板栗：补肾强筋、抗衰老
鸡肉：补体虚、增强抵抗力

板栗

- 性温，入脾经、胃经、肾经。
- 适合肾虚者。
- 消化不良者、便秘者不宜食用。

此菜可补中益气，调理阳虚。板栗肉 10 粒，鸡肉 300 克，葱花、生姜片、盐各适量。鸡肉洗净，剁成小块。油锅烧热，放入板栗肉炸黄捞出，鸡块稍炸捞出；锅中加鸡块、生姜片和水，鸡肉煮至七成熟时放入板栗肉，煮至食材熟烂，加盐调味，出锅盛盘，撒上葱花即可。

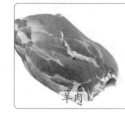

- 性温，入脾经、肾经。
- 适合久病体虚者。
- 肝火旺盛者少食。

羊肉

补虚温阳 蒜薹炒羊肉丝

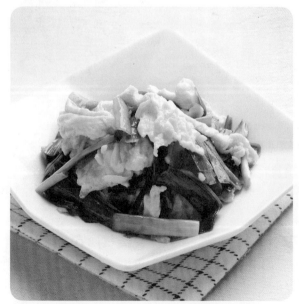

此菜可补虚温阳，养肝补血。蒜薹 300 克，羊肉 200 克，红椒丝、料酒、盐各适量。羊肉洗净，切丝；蒜薹洗净，切段。油锅烧热，放入羊肉丝煸炒，加入料酒和盐炒匀，炒至八分熟时放入蒜薹段和红椒丝，炒熟即可。

羊肉丝可提前用水淀粉勾芡，使口感更加鲜嫩。

温肾益阳 韭菜炒鸡蛋

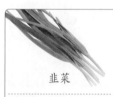

韭菜

韭菜：温补肾阳
鸡蛋：增强抵抗力

- 性温，入胃经、肝经、肾经。
- 适合体寒者食用。
- 胃肠虚弱者慎用。

此菜可温补肾阳，健脾行气。韭菜 100 克，鸡蛋 2 个，盐、白糖、香油各适量。将鸡蛋打散，入油锅滑炒成块，捞出。韭菜洗净切段，入油锅炒熟，放入鸡蛋块，加盐、白糖，连续翻炒至熟，出锅时淋上香油即可。

在蛋液中加一点白开水，炒出的鸡蛋会更加滑嫩。

经络调养：全身暖洋洋

阳虚以内寒为主，表现为畏寒、肢冷等，这就是所谓的"阳虚生内寒"。这种情况适合用艾灸给身体补充热量，然后再通过按摩来温通经脉，温养肢体。

艾灸、按摩穴位，补充阳气

艾灸肾俞穴、命门穴可温补肾阳；艾灸气海穴可温补阳气，使百体皆温；按摩神阙穴可补阳补虚，改善睡眠；按摩关元穴可强肾固本，调气回阳；按摩阳池穴可改善血液循环，缓解手脚冰凉。

艾灸时间 10分钟左右　按摩时间 3~5分钟

穴位疗法小贴士

注意事项

艾灸时艾灸条不要离皮肤太近，以免烫伤皮肤，艾灸后要注意保暖。

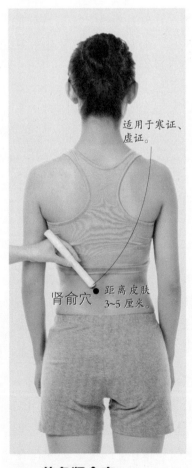

适用于寒证、虚证。

肾俞穴

距离皮肤3~5厘米。

1 艾灸肾俞穴

点燃艾条，温和灸肾俞穴10分钟左右，以皮肤出现红晕为宜。

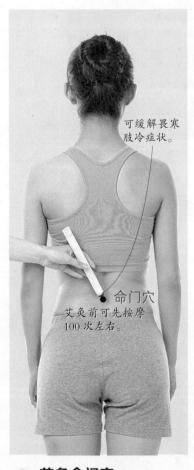

可缓解畏寒肢冷症状。

命门穴

艾灸前可先按摩100次左右。

2 艾灸命门穴

点燃艾条，温和灸命门穴10分钟左右，以皮肤出现红晕为宜。

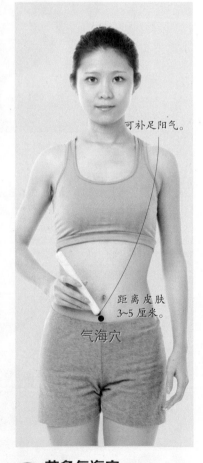

可补足阳气。

距离皮肤3~5厘米。

气海穴

3 艾灸气海穴

点燃艾条，温和灸气海穴10分钟左右，以皮肤出现红晕为宜。

多晒背部激发阳气

阳虚的人要多晒背部，因背部属阳，膀胱经为太阳经，且循行于背部。所以，晒背部不仅可以激发背部阳气，还可通过经络循行，激发全身阳气。

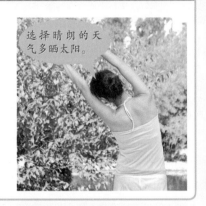

选择晴朗的天气多晒太阳。

12:00~14:00

之间太阳较盛，可以在户外或阳台多晒背部，补充阳气。

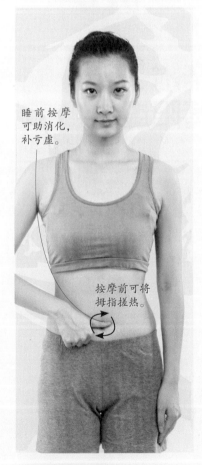

睡前按摩可助消化，补亏虚。

按摩前可将拇指搓热。

4 **按摩神阙穴**

用拇指指腹或手掌掌心按揉神阙穴 3~5 分钟，以穴位皮肤发热为宜。

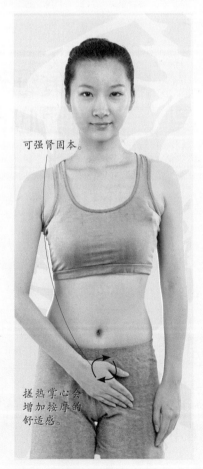

可强肾固本。

搓热掌心会增加按摩的舒适感。

5 **按摩关元穴**

将掌心搓热，轻轻按揉关元穴 3~5 分钟，以皮肤有酸胀感为宜。

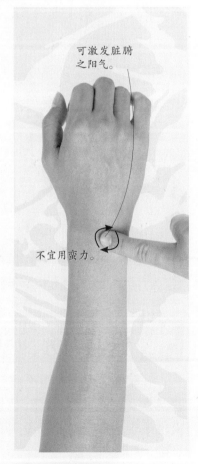

可激发脏腑之阳气。

不宜用蛮力。

6 **按摩阳池穴**

用食指指腹轻轻按揉阳池穴 3~5 分钟，以皮肤产生酸、麻、胀感觉为佳。

中药调养：吃补阳祛寒之药物

阳虚体质者可选用补阳祛寒、温养肝肾之药物，常用的有制附子、冬虫夏草、巴戟天、肉苁蓉、杜仲、续断、菟丝子、肉桂等。阳虚反映到五脏上有心阳虚、肾阳虚和脾阳虚，调理时要区别对待。

补肾阳 金匮肾气丸，调理肾阳虚

肾阳虚表现为腰膝酸痛、畏寒肢冷、头晕目眩、精神萎靡。男子易患早泄或阳痿，女子易患宫寒不孕。

金匮肾气丸可以温补，补肾阳而不燥，冬天怕冷、手足不温的人，可以在医生指导下服用本药。

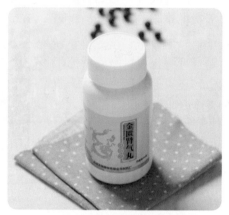

服用本药期间应禁食生冷食物。

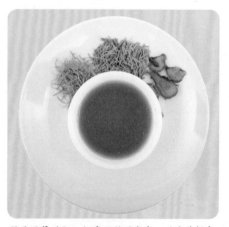

附子温肾助阳，细辛可祛风散寒，助麻黄解表。

温阳散寒 麻黄细辛附子汤，调理心肾阳虚

心肾阳虚表现为心悸、气短、自汗、胸闷不舒，面色苍白、体倦乏力、四肢厥冷、腰膝冷痛，舌质淡、舌体胖嫩、舌苔白等。用麻黄细辛附子汤来调理，可温阳散寒。

材料： 麻黄（去节）6克，附子（炮，去皮）9克，细辛3克。

做法： 水煎温服。

补脾阳 理中汤，调理脾阳虚

脾阳虚表现为脘腹疼痛、喜温、喜按、畏寒肢冷、喜热饮、便溏、倦怠神疲，舌胖或有齿痕、舌苔白滑，女性表现为白带量多而稀。用理中汤来调理，可健脾补虚，调理脾阳虚。

材料： 党参、炙甘草各6克，干姜9克，白术12克。

做法： 以上几味药切碎。用水600毫升，煮取300毫升，去渣，每次温服100毫升，每日3次。

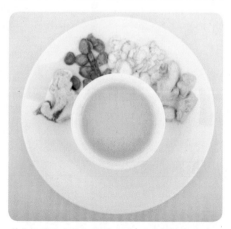

虚寒较严重者可加热附子，加强温阳祛寒之力。

运动调养：户外运动时要防寒保暖

动能生阳，因此适当运动对阳虚体质之人来说非常重要，但并不是所有的运动都适合阳虚体质者。阳虚体质的人不宜进行剧烈运动，可以做一些舒缓的运动，如散步、太极拳、八段锦、瑜伽等。夏季更要避免挥汗如雨、大汗淋漓的状况出现，以免损伤阳气。

平时增加户外运动，多晒太阳，接触大自然，阳气就会被调动起来，可以增强抗寒的能力。注意冬天要选择阳光比较充足的天气外出锻炼，避免在大雾、大风、雪天进行户外运动，以免外感湿邪耗损阳气。

阳虚体质的人皮肤一般比较干，易生斑，因此，在晒太阳的时候要做一些防护，以免晒伤皮肤。

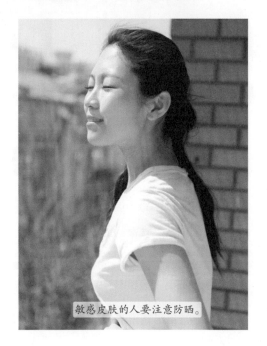

敏感皮肤的人要注意防晒。

四季调养：严冬避寒，春夏多晒太阳

阳虚体质的人适应气候的能力差，多畏寒喜暖，耐春夏不耐秋冬。所以阳虚体质者应特别重视对环境的调适，提高身体抵抗力，冬季要避寒就温，春夏要特别注意培补阳气。春夏多晒太阳，每次不应少于 15 分钟，这样可以大大提高耐寒能力。夏季容易出汗，所以日常生活中应少做一些重体力劳动，少进行一些强度大的运动，尽量避免大汗淋漓的现象发生，因为大量出汗容易使阳气外泄，更加损耗体内阳气。

有的人在夏天喜欢在地板上或者露天的阳台上铺一床凉席就寝，这样不利于阳气的固护，并且虚邪之风容易趁机侵入人体而使人患病，阳虚体质者更应注意，以免加重阳虚症状。对于年老体弱之人，夏季时不要让电扇直吹，也不要一直待在空调房里。

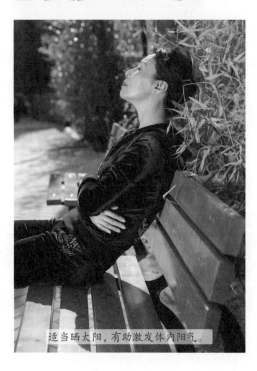

适当晒太阳，有助激发体内阳气。

阴虚体质：阴虚不足，烦躁易怒

阴虚体质是由于体内津液、精液、血液等阴液亏少，导致人体阴液不足，滋润、制约阳热的功能减退，致使阴不制阳，而出现燥、热等表现。

测一测，你是阴虚体质吗

❶ 手脚心容易发热、出汗。 □

❷ 大便干燥，经常便秘。 □

❸ 经常感到口干舌燥、喉咙发干，总想喝水，偏爱冷饮。 □

❹ 面色偏红，两颧容易潮红，常常有烘热感，皮肤比较粗糙。 □

❺ 月经量少，常在三天之内结束。 □

❻ 经常感觉心慌气短，头晕眼花，心烦意乱。 □

❼ 经常上火，口腔溃疡反复发作。 □

❽ 用大量的护发素也无法改善头发枯黄的状态。 □

❾ 常常感觉眼睛干涩或者疼痛。 □

❿ 晚上睡觉时有盗汗现象。 □

分析结果

如果自己符合上述某一条症状就打"√"。

1~3 个"√"，说明有一定阴虚症状，虽不严重但平时也需要注意养成良好的作息习惯。

4~7 个"√"，说明阴虚状况已经很明显，一定要注意饮食方面的调养，多吃一些滋阴润燥的食物。

8 个以上"√"，说明津液已经严重亏损，为了不影响正常的生活、学习、工作，应在医生指导下进行调治。

为什么会阴虚

阴液是指体内的体液，包括血液、唾液、泪液、精液、内分泌及油脂分泌等。阴虚就是体内的津液不足，机体就会失去相应的濡润滋养。所以阴虚体质的人会表现出阴虚内热、阴虚阳亢、干燥不润的征象，比如消瘦、面色偏红、经常口渴等一系列症状，这些都是因为体内阴液不足出现的燥象。

饮食调养：吃滋阴生津之品

阴虚体质者的饮食原则应以补阴清热、滋养肝肾为主，宜食甘凉滋润、生津养阴以及富含膳食纤维和维生素的食物，忌吃辛辣刺激、煎炸爆炒以及脂肪、糖类含量过高的食物。

阴虚体质者慎吃食物

辣椒 辣椒性热，阴虚者肠道内的津液较少，吃辣椒会损阴伤津，大便容易干结，出现习惯性便秘症状。

狗肉 狗肉性温，阴虚者容易躁动不安，如果再吃狗肉这样温补的食物，更是火上浇油，加重阴虚燥动。

桂圆 桂圆性温，易生火，阴虚体质者阴虚火旺，而桂圆又属于会加重体热的食物，不适合阴虚体质者食用。

荔枝 俗话说"一个荔枝三把火"，阴虚体质者吃了荔枝容易出现口腔溃疡、咽喉肿痛，会加重身体的内热。

油炸食物 油炸、烧烤类食物辛辣香燥，食用后会耗损津液，阴虚体质者食用后更会雪上加霜。

生姜 生姜性温，阴虚体质者食用生姜会加速阴液亏少，更易出现口燥咽干、上火等症状。

羊肉 羊肉属于温燥食物，食用后会助火伤津，加重阴津的消耗，阴虚火旺者慎食。

阴虚体质者宜吃食物

银耳 银耳富含天然植物性胶质，能够滋阴养颜、清肠和胃。银耳还是一种富含膳食纤维的减肥食物，可帮助肠胃蠕动，减少脂肪吸收。

桑葚 桑葚性寒，味甘，有滋阴补血之功，能补肝肾之阴。肝肾阴虚体质之人出现消渴、目暗、耳鸣时，吃点桑葚可缓解症状。

梨 梨具有清心养阴、润肺降火等功效，素有"百果之宗"的雅称，对缓解阴虚型头晕目眩、心悸、耳鸣大有益处，对肺阴不足导致的咳嗽尤为有效。

海参 海参有滋阴润燥、补血益精的作用。海参是一种高蛋白低脂肪的海味珍品，既能补血，又能滋阴，阴虚体质者宜常食之。

滋阴生津 银耳猕猴桃羹

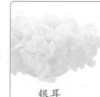

银耳

- 性平,归肺经、胃经、肾经。
- 适合阴虚火旺者。
- 外感风寒者慎吃。

此羹滋阴润肺,清热止咳。 水发银耳 50 克,猕猴桃 1 个,冰糖适量。猕猴桃洗净,去皮切片。水发银耳去蒂,洗净撕片,放于锅内,加适量水,煮至银耳熟。锅内加入猕猴桃片、冰糖,煮沸出锅即成。

银耳: 滋阴润肺
猕猴桃: 生津解热
冰糖: 生津止渴

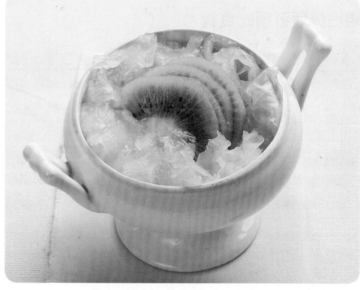

此羹对于肺燥引起的咳嗽有很好的缓解作用。

滋阴补血 桑葚大枣粥

桑葚: 滋阴补血
大枣: 补气养血
粳米: 养阴生津

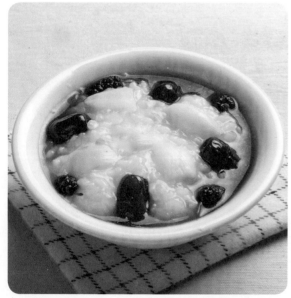

此粥可缓解肝肾阴虚导致的视物不清、眩晕等症状。

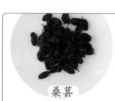

桑葚

- 性寒,入肝经、肾经。
- 适合肝肾阴血不足者。
- 体虚便溏者不宜食用。

此粥可滋阴明目,补血安神。 桑葚 30 克,大枣 4 颗,粳米 100 克。将大枣、桑葚分别洗净备用。将粳米淘洗干净,加水煮粥至半熟,倒入桑葚、大枣,煮至粥黏稠即成。

养阴生津 菠萝梨汁

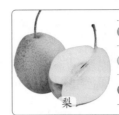

- ● 性凉，入肺经、胃经。
- ✓ 适合慢性支气管炎患者。
- ✗ 胃酸者少食。

梨

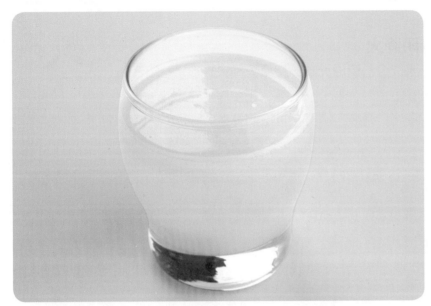

阴虚者夏季易上火，可以喝一杯菠萝梨汁清热降火。

此果汁不仅养阴生津，还能清心润肺，适合夏天饮用。菠萝1个，梨2个，蜂蜜适量。菠萝去皮，剔除菠萝眼，切块，用盐水浸泡；梨洗净，去皮去核，切块。将菠萝块、梨块倒入榨汁机中，加水榨汁，最后加入蜂蜜调味即成。

滋阴养血 海参粥

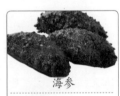

海参

- ● 味甘、咸，入心经、肾经。
- ✓ 适合贫血者食用。
- ✗ 体胖痰多者慎用。

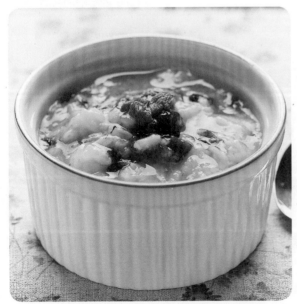

海参: 滋阴补血
粳米: 健脾养胃

坚持食用海参有助于改善贫血。

此粥可滋阴养血，清泻虚火。海参15克，粳米60克，葱花、姜末、枸杞子、盐各适量。海参用温水泡发后切成小块，粳米洗净，一同放入锅中，再加入葱花、姜末、枸杞子及适量水熬成粥，加盐调味即可。

经络调养：不干燥不上火

阴虚者表现出来的多是一派干燥、火热之象，调理方法以按摩为主。先疏通经络，再辅以刮痧清热，这样可以提升身体化生津液的能力。

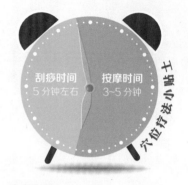

按摩、刮痧穴位，滋阴降火

按摩然谷穴可升清降浊，主治阴虚火旺；按摩太冲穴、行间穴可滋补肝阴，疏肝解郁，缓解眼干、眼涩、头晕等症状；按摩少海穴，可滋阴降火；刮痧三阴交穴可滋阴补血；刮肾经，可调和肾阴肾阳。

注意事项

刮痧后不要吹冷风，防止外邪入侵。

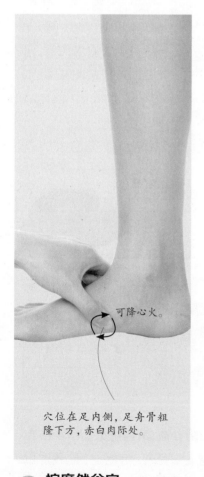

可降心火。

穴位在足内侧，足舟骨粗隆下方，赤白肉际处。

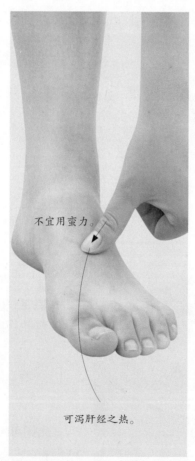

不宜用蛮力。

可泻肝经之热。

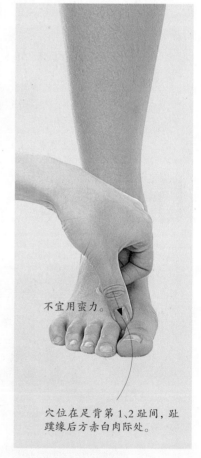

不宜用蛮力。

穴位在足背第 1、2 趾间，趾蹼缘后方赤白肉际处。

1 按摩然谷穴

用拇指指腹按揉然谷穴 3~5 分钟，以穴位皮肤发热为宜。

2 按摩太冲穴

用拇指指腹按压太冲穴 3~5 分钟，以皮肤有酸胀感为宜。

3 按摩行间穴

用拇指指腹按压行间穴 3~5 分钟，以皮肤产生酸、麻、胀感觉为佳。

阴虚体质者应避免大量出汗

阴虚体质者不宜在炎热的环境中运动。阴虚容易阳亢，如果在炎热的夏季或闷热的环境中运动，会因为出汗太多而耗伤阴液。

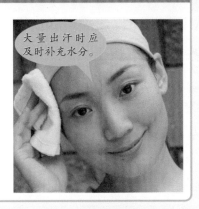

大量出汗时应及时补充水分。

13:00~14:00

应适当午休， 以 30 分钟至 1 小时为宜，**可保持精力。**

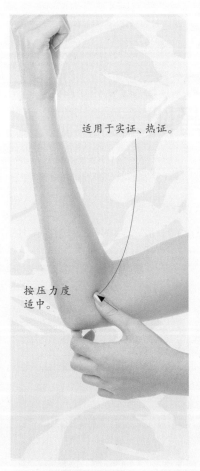

适用于实证、热证。

按压力度适中。

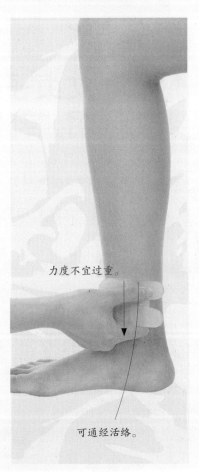

力度不宜过重。

可通经活络。

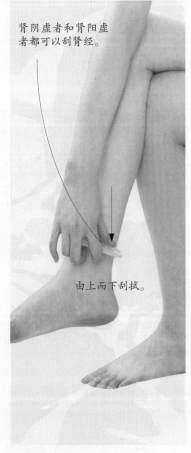

肾阴虚者和肾阳虚者都可以刮肾经。

由上而下刮拭。

4 按摩少海穴

用拇指指腹按压少海穴 3~5 分钟，以皮肤产生酸、麻、胀感觉为佳。

5 刮痧三阴交穴

用面刮法轻轻刮拭三阴交穴，以患者能耐受为度，刮至出痧为宜。

6 刮肾经

用面刮法轻轻刮拭肾经，以患者能耐受为度，刮至出痧为宜。

中药调养：吃养阴润燥之药物

阴虚体质者要用养阴润燥的药物进行调理。可以补阴的中药有海参、百合、麦冬、天冬、女贞子、石斛、玉竹、枸杞子、五味子、燕窝等。日常生活中可以用这些中药制成药茶或药饮来食用，以改善阴虚症状。

滋阴降火 肾阴亏虚者，可吃六味地黄丸

补阴的中药中较有名的要数六味地黄丸，它是由酒萸肉、熟地黄、山药、牡丹皮、泽泻、茯苓6味药组成，可调补肝肾，滋阴降火，适用于肾阴亏虚者。

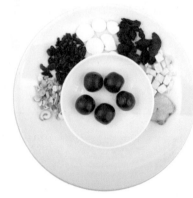

如果服药过程中有食少便溏的症状，应遵医嘱调整。

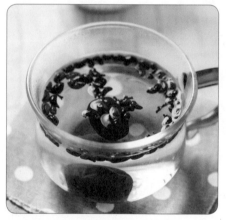

女贞子也可用于煲汤或煮粥。

滋肝补肾 女贞子大枣茶，滋肝阴，补肾阴

女贞子有滋补肝肾、明目乌发的作用，大枣可健脾养血。两者搭配具有滋肝阴、肾阴，养肝血的功效。

材料： 女贞子10克，大枣3颗。

做法： 女贞子、大枣洗净，放入水杯中，用适量开水冲泡即可饮用。

养肝明目 菊杞茶，缓解眼干眼涩

阴虚火旺者往往表现为烦躁易怒、两目干涩、视物模糊。用菊花、枸杞子、决明子三味药泡茶喝，可降虚火、养肝明目。

材料： 菊花6克，枸杞子、决明子各3克。

做法： 以上三味药洗净放入茶杯中，用适量开水冲泡，代茶饮。

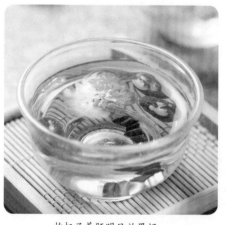

枸杞子养肝明目效果好。

运动调养：宜静养，不宜剧烈运动

中医认为，静能安神，静能生阴。因此，阴虚体质之人适合静养。当然这里所说的静养并不是一味地静止不动，而是指运动量较小、动作较轻柔、中小强度的锻炼，如打太极拳，其目的在于调养肝肾之功。阴虚体质者阳气偏亢，应尽量避免强度大的锻炼形式。

阴虚体质的人多消瘦，容易上火，皮肤干燥等。皮肤干燥者可选择游泳，但不宜蒸桑拿。

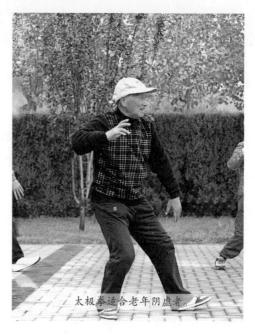

太极拳适合老年阴虚者

四季调养：春夏防燥，秋冬养阴

春季由于阳气升发，阴虚体质的人容易虚火上升，从而引起口腔溃疡、失眠、目赤等，这时候应该注意吃些清虚火、滋阴润燥的食物。夏季应避免烈日照晒，防止大汗淋漓的现象出现，以免伤阴。

"秋冬养阴"对阴虚体质之人更为重要，特别是秋季气候干燥，更易伤阴。因此，阴虚体质者秋季应以滋阴润肺、通肠润燥为重点。秋季多吃些水分多、滋阴润燥的水果，如梨、猕猴桃等；多喝粥类以及蜂蜜水等以润肠通便。

冬季应注意保持充足的夜间睡眠，少熬夜。阴虚体质的人相对耐寒，但是虚火是表象，阴虚是基础，应以固藏阴精为主，男子应节制房事，防止房事太过而耗伤真精。

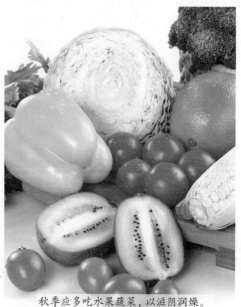

秋季应多吃水果蔬菜，以滋阴润燥。

气虚体质：元气不足，气短懒言

气虚体质是指元气不足，以气息低弱、脏腑功能状态低下为主要特征的体质状态。

测一测，你是气虚体质吗

1. 稍微一受刺激就出冷汗。 ☐

2. 劳累过后感觉头晕。 ☐

3. 经常感冒，但感冒时不容易发热。 ☐

4. 月经期比别人长。 ☐

5. 经常感觉没力气，气短懒言。 ☐

6. 舌头两边有齿痕，牙齿容易松动。 ☐

7. 容易做噩梦，易惊醒。 ☐

8. 经常莫名其妙地心惊胆战、害怕。 ☐

9. 感觉皮肤缺乏弹性、干巴巴的。 ☐

10. 工作时，身体或精神状态不佳，工作力不从心。 ☐

11. 面黄无华，脸色不好。 ☐

12. 大便不易排出，但质地不硬。 ☐

分析结果

如果自己符合上述某一条症状就打"√"。

1~3 个"√"，说明有一点气虚，平时要注意劳逸结合，改善身体状态。

4~7 个"√"，说明有明显的气虚迹象，一定要调整好作息时间，并且在饮食上选择一些补气养气的食物。

8 个以上"√"，说明气虚相当严重，为了不影响正常的生活、学习、工作，建议在医生指导下进行调治。

为什么会气虚

气虚体质的形成，大多数是因为先天禀赋不足。若父母的体质虚弱或者妈妈在怀孕阶段没有很好地补充营养，就有可能造成孩子中气不足，孩子出生后就会形成气虚的体质。

脾肺不足也容易导致气虚。肺主气，司呼吸；脾居中焦，主运化，司升清，统血行。如果肺气虚，则其主宣降、司呼吸、调节水液代谢、抵御外邪的能力就会减弱，出现气短自汗、声音低怯、咳嗽气喘等气虚症状。如果脾虚的话，就没有食欲，不想吃饭。这样人体没有水谷精微的吸收，脾就缺乏化生精气的物质，也就无法调节气机的升降，渐渐地，人体就会出现气虚症状。

饮食调养: 吃健脾益气的食物

对于气虚体质者,可以通过饮食进行调理。一般来说,应选择补气的食物,如小米、粳米、糯米、莜麦、扁豆、菜花、胡萝卜、香菇等;气虚者不宜食辛辣、油腻、寒凉以及下气的食物。

气虚体质者慎吃食物

薄荷 薄荷性凉,味辛,气虚者、体虚多汗者不宜食用。

辣椒 辣椒等辛辣之物会刺激胃部,导致胃部消化能力变弱,加重气虚之症。

肥肉 吃肥肉等太油腻的食物,不但影响消化、降低食欲,对健康也不利。

山楂 山楂虽然可以开胃消食,但是也会耗气破气,正气不足、气虚之人应慎食。

黄瓜 黄瓜不利脾胃,气虚体质者食用后会加重脾胃虚寒,耗气伤身。

白萝卜 白萝卜性凉,有耗气、下气的作用,气虚者食用后会加重气虚症状。

冷饮 冰可乐、冰水等冷饮进入人体后,会消耗人体的阳气,即人的正气会受到损伤,气虚者不宜饮。

气虚体质者宜吃食物

粳米 粳米有补中益气、益精强志、和五脏、通血脉、止烦、止渴、止泻的功效,常食能令人"强身气色好"。

牛肉 牛肉性平,味甘,有益气血、补脾胃、强筋骨的作用。牛肉补气之力尤为显著,故气虚者宜常食之。

鸡肉 鸡肉性温,味甘,有温中、益气、补精、养血的功效。气虚、血虚和肾虚者,皆宜食之。

大枣 大枣性温,味甘,为常食之物,有益气补血的功效,历代医家常用大枣来调理气虚患者。

花生 花生性平,味甘,有补脾和补肺的作用,对气虚而兼有肺虚或脾虚者更宜,食用水煮花生较好。

山药 山药含有淀粉酶、多酚氧化酶等物质,有利于脾胃消化吸收,是一味平补脾胃的药食两用之品。

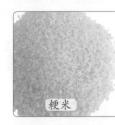

- 性平,归脾经、胃经。
- 一般人群均可食。
- 发霉受潮的粳米不宜食。

粳米

补气补虚 八宝粳米粥

此粥可健脾补虚。 大枣 3 颗,山药片、芡实、薏米、白扁豆各 10 克,赤小豆 15 克,桂圆肉 6 克,粳米 50 克,莲子适量。除山药片、桂圆肉外,所有食材洗净。将全部食材倒入锅中,加适量水,用小火熬煮至食材熟烂即成。

粳米:健脾补气
大枣:补气补血
莲子:养心安神

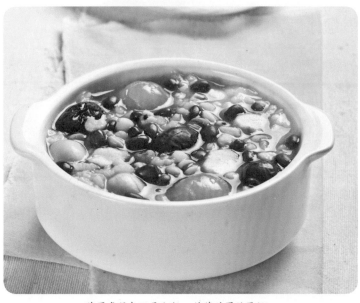

脾胃虚弱者可喝此粥,健脾益胃效果好。

补中益气 牛肉粥

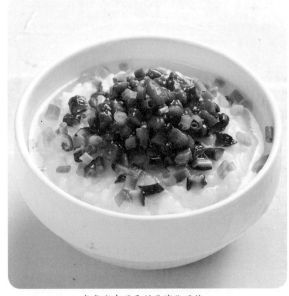

煮成粥食用更利于消化吸收。

牛肉:补中益气
香菇:补气养血
粳米:健脾补气

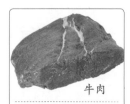

牛肉

- 性平,归脾经、胃经。
- 适合体虚、血虚者。
- 高脂肪、高胆固醇者不宜多食。

此粥可补中益气,健脾养血。 牛肉 50 克,粳米 100 克,枸杞子、葱花、香菇、盐各适量。牛肉洗净,切丁,略汆;粳米淘洗干净;香菇泡发,切丁。粳米、香菇丁与牛肉丁一同放入砂锅内,加水煮粥。待肉烂粥熟,加枸杞子、葱花、盐,稍煮片刻即可。

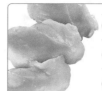

鸡肉

- 性温,归脾经、胃经。
- 适宜体虚、气虚者。
- 炸鸡翅、炸鸡排不宜多食。

温中益气 鸡蓉豆腐

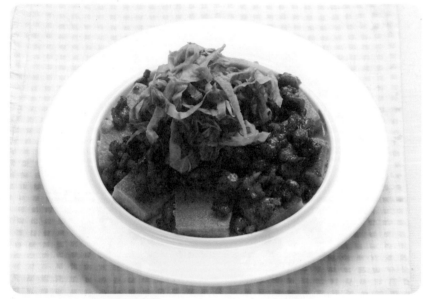

过敏性皮炎、神经性水肿患者不宜食用鸡肉。

此菜可温中益气,健脾养胃。豆腐200克,鸡肉100克,青菜丝、火腿丝各30克,淀粉、酱油、盐、鸡蛋清各适量。鸡肉剁泥,加入鸡蛋清和淀粉搅成鸡蓉。豆腐先下锅炒好再放鸡蓉,加酱油、盐翻炒,最后撒上火腿丝、青菜丝即成。

益气补血 山药桂圆荔枝粥

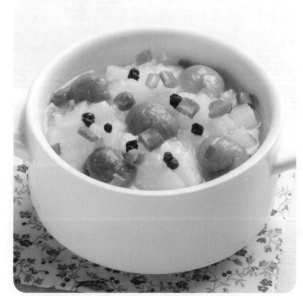

喜欢甜口的人可加白糖调味。

山药: 健脾补气
桂圆肉: 益气补血
五味子: 益气补肝

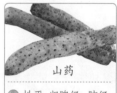

山药

- 性平,归脾经、肺经、肾经。
- 消化不良者宜食。
- 糖尿病患者少食。

此粥可补中益气,壮筋强骨。粳米、山药各100克,桂圆肉、荔枝肉各15克,五味子3克,葱花适量。山药去皮,洗净,切块。粳米洗净下锅,加水煮至八成熟时,放山药块、桂圆肉、荔枝肉和五味子,煮10分钟左右,最后撒上葱花即可。

经络调养: 气血充足有精神

气虚主要是由先天气不足和脾肺不足造成的，居家调养以按摩、艾灸等温补疗法为主，能益气健脾、增强抵抗力。

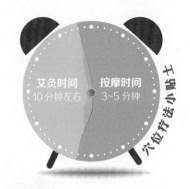

按摩、艾灸穴位，补足气血

按摩膻中穴可调节人体气机；按摩气海穴可温阳益气，培元补虚；艾灸足三里穴可气血双补；艾灸脾俞穴可健脾和胃；艾灸肾俞穴可益肾补血；艾灸肺俞穴可调补肺气。

注意事项

艾灸时要注意施灸距离，不宜太近，以免烫伤皮肤。

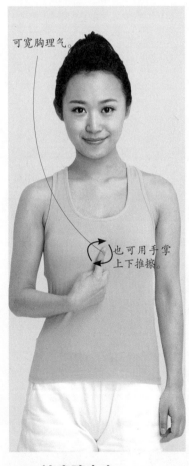

可宽胸理气。

也可用手掌上下推擦。

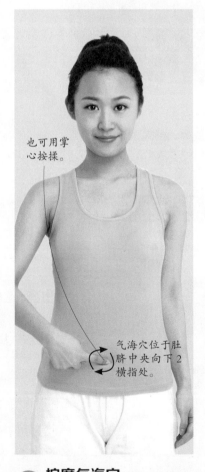

也可用掌心按揉。

气海穴位于肚脐中央向下2横指处。

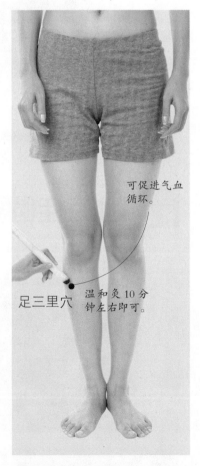

可促进气血循环。

足三里穴

温和灸10分钟左右即可。

1 按摩膻中穴
用食指指腹顺时针按揉膻中穴3~5分钟，至穴位皮肤发热为宜。

2 按摩气海穴
用食指指腹按揉气海穴3~5分钟，以皮肤产生酸、麻、胀感觉为佳。

3 艾灸足三里穴
点燃艾条，距离皮肤3~5厘米，温和灸足三里穴，以皮肤感到温热、舒适为宜。

下午喝点人参茶可补气

人参有"补气之王"的美称，可大补元气。气虚体质者可在下午泡 2 克人参茶饮用，冲泡 3~5 次后将人参嚼服，能补脏腑之气，增强机体活力。

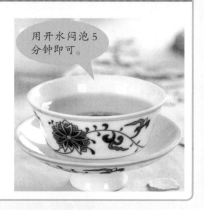

用开水闷泡 5 分钟即可。

30~60 分钟

缓慢散步，可起到**补气养气、强身健体**的目的。

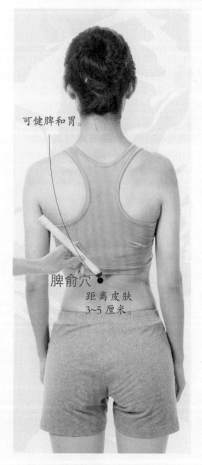

可健脾和胃。

脾俞穴

距离皮肤 3~5 厘米。

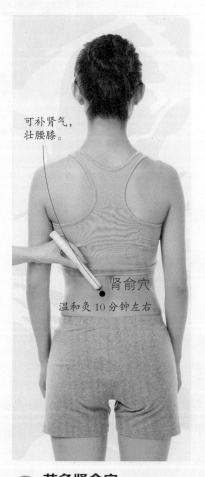

可补肾气，壮腰膝。

肾俞穴

温和灸 10 分钟左右。

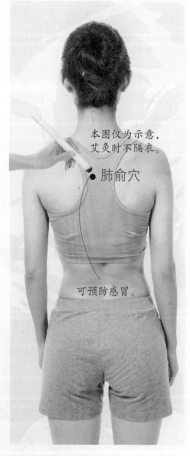

本图仅为示意，艾灸时不隔衣。

肺俞穴

可预防感冒。

4 艾灸脾俞穴

点燃艾条，距离皮肤 3~5 厘米，温和灸脾俞穴，以穴位皮肤感到温热、舒适为宜。

5 艾灸肾俞穴

点燃艾条，距离皮肤 3~5 厘米，温和灸肾俞穴，以皮肤感到温热、舒适为宜。

6 艾灸肺俞穴

点燃艾条，对准肺俞穴，距离皮肤 3~5 厘米，施以温和灸，以皮肤出现红晕为宜。

中药调养：应益气补虚

气虚体质之人培补元气宜食补气的中药，如人参、西洋参、党参、太子参、黄芪、白术、茯苓等，以补益脾气、肺气、心气等，改善气虚症状。以上药物均可以做成药膳或代茶饮用。

气血双补 人参当归茶，补气又补血

人参能大补元气，调营养卫，是补气的佳品。中医古籍《本草新编》也称赞其为"补气之圣药，活人之灵苗"。所以，吃人参对气虚体质者具有很好的调理作用。而当归可补血活血，所以这道药茶饮具有气血双补的功效。

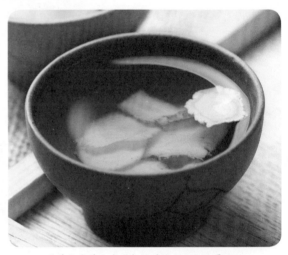

材料： 人参片、当归片各 3 克，冰糖适量。

做法： 人参片、当归片分别洗净，放入杯中，沸水冲泡，放入冰糖，加盖闷泡 3~5 分钟即可饮用。

可改善气虚兼血虚引起的神疲乏力和头晕症状。

益气养心 心气虚，就喝七福饮

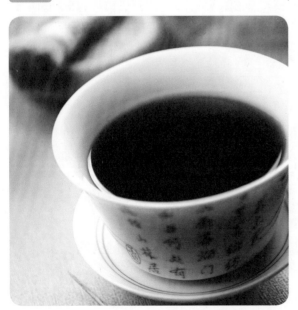

可改善心气虚引起的心悸、气短、自汗等症状。

心气虚表现为心悸、气短、神疲体倦、自汗，是由心气不足、心失所养所致。调理以益气养心为主，方用七福饮。

材料： 炒白术、熟地黄、当归各 10 克，党参、酸枣仁各 20 克，远志 6 克，炙甘草 5 克。自汗多者，加黄芪、五味子；饮食少思者，加砂仁、茯苓。

做法： 水煎，去渣取汁，空腹服用。

健脾 补虚 脾气虚，就喝四君子汤

脾气虚主要表现为脘腹胀满、食少便溏、神倦乏力、少气懒言、面色萎黄等症状。用四君子汤来调理，可补气、益气、健脾，主治脾气虚证。

材料：人参、白术、茯苓各 9 克，炙甘草 6 克。

做法：以上 4 味药水煎，去渣取汁，温服。

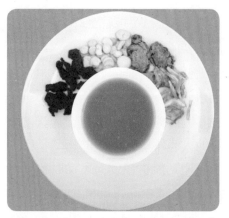

这是一道经典古方，出自《太平惠民和剂局方》。

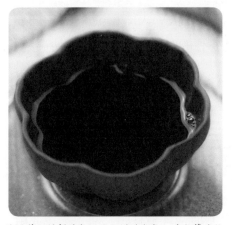

此汤药可缓解肺气不足、逆满上气、咳嗽等症状。

补益 肺气 肺气虚，就喝补肺汤

肺气虚表现为咳嗽无力、痰液清稀、短气自汗、声音低怯、时寒时热、易感冒、面色苍白。此由肺气不足、表虚不固所致，调理以补益肺气为主，方用补肺汤。

材料：党参、黄芪各 20 克，南沙参、熟地黄、五味子、百合各 10 克。

做法：以上 6 味药水煎，去渣取汁，温服。

益气 补肾 肾气虚，大补元煎补肾气

肾气虚表现为神疲乏力、腰膝酸软、小便频数而清、白带清稀、舌质淡、脉弱。由肾气不充、腰督失养、固摄无权所致。调理以益气补肾为主，方用大补元煎。

材料：党参 20 克，淮山药、杜仲、山萸肉、熟地黄、枸杞子、当归各 10 克，炙甘草 5 克。神疲乏力甚者，加黄芪；尿频较甚及小便失禁者，加菟丝子、五味子、益智仁。

做法：以上 8 味药水煎，去渣取汁，温服。

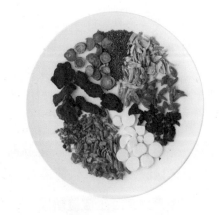

此方益气补肾，可治肾气不足、腰膝酸软等症。

运动调养：轻量运动，培补元气

气虚的人，稍一运动就会感到特别疲劳，所以很多人就懒得运动。那么，是不是不运动就有利于症状的好转呢？中医认为"久卧伤气"，长时间躺在床上不动，气的运行就会变得缓慢，营养物质到达身体各部位的速度也就相应减慢。因此，气虚的人如果长时间卧床，不但不利于症状的好转，反而有可能加重症状。气虚的人也不能做剧烈的运动，因为这类人的体能通常偏低，机体的代谢功能也较弱，运动时容易疲劳、出汗甚至气喘，从而消耗掉体内原本就缺乏的气。

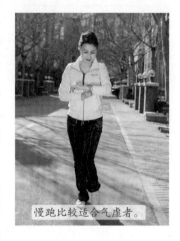

慢跑比较适合气虚者。

既不能做剧烈运动，又不能久卧，那么气虚的人究竟适合做哪些运动呢？对气虚者来讲，运动要坚持低强度、多次数、循序渐进的原则，慢跑、散步、瑜伽、打太极拳等都是比较适宜的运动方式，能增强心肺功能。对于一些气虚的老年人，在锻炼身体的时候要保持动作的协调统一，可选择静坐或打太极拳。

四季调养：夏避暑，冬平补

气虚体质的人，抵抗力差，对环境的适应能力也弱，在季节交替、早晚温差过大时容易外感风寒而致病，且患病后不易康复，还经常反复。所以平时应注意保暖，防止感冒或由感冒引起其他疾病。气虚体质者，春季应做好"春捂"工作，不宜过早地减衣减被，同时做好防护工作，以防感染病毒性感冒、风疹、麻疹等流行性疾病。

夏季天气炎热，应当避暑，防止暴晒，出汗后及时补充水和盐分，以防气虚，肌表不固，导致伤津耗气过重。不能过于贪凉，少吹空调，少吃寒凉之物。长夏之际湿气重，脾胃易受邪，应注意饮食卫生，不食用过期变质、过夜的食物；从冰箱中取出的食物应当加热后食用，以预防痢疾、肠炎等病，培补元气。

秋季干燥，最易伤肺气，气虚体质者应当注意保护肺部。当出现气短、燥咳、痰中带血的症状时，应及时就医，并且要多喝水。保持心情愉快，避免悲秋情绪的出现。

冬季严寒，处于闭藏阶段。饮食上要少吃辛辣之物，清淡饮食以养脾胃。及时添加衣物，防止受寒。保证睡眠质量，避免熬夜损耗元气。

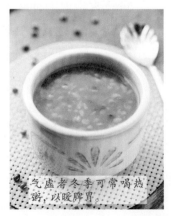

气虚者冬季可常喝热粥，以暖脾胃。

痰湿体质：怠惰懒动，大腹便便

人体脏腑阴阳失调、气血津液运化失调，容易形成痰湿，这种体质状态为痰湿体质。痰湿体质是目前比较常见的一种体质类型，多见于肥胖人群。

测一测，你是痰湿体质吗

1 胖得很不均匀，尤其是腹部很胖。☐

2 经常懒洋洋的，只想睡觉。☐

3 面部皮肤比较油腻，头发也容易出油。☐

4 每天早上起来，总觉得嗓子里有痰，嘴里黏糊糊的。☐

5 不太喜欢喝水，喝水容易腹胀。☐

6 特别容易出汗，一到夏季就非常难熬，还容易生病。☐

7 小便很浑浊。☐

8 喜欢吃甜食。☐

9 炎热的午后，总觉得头脑昏沉、身体沉重。☐

10 睡觉时，很容易打鼾并且声音很响。☐

11 对着镜子看，双眼总是肿着的。☐

12 经常消化不良。☐

13 女性经常白带很多，甚至把内裤弄湿。☐

14 稍微劳累一点，就会觉得头重脚轻。☐

15 用手指戳一下皮肤，一下子就凹进去了。☐

16 如果好久没做运动，会觉得关节疼痛。☐

17 工作久了，会觉得眩晕。☐

18 头顶的头发，已经开始慢慢脱落。☐

19 舌头胖大，两边有齿痕，舌苔厚。☐

20 经常咳嗽、气喘，并且痰多。☐

分析结果

如果自己符合上述某一条症状就打"√"。

1~5 个"√"，说明身体已经向痰湿体质倾斜，要抓紧时间改善身体状态。

6~10 个"√"，说明身体开始出现痰湿的迹象，一定要养成良好的生活习惯，并注意饮食调养。

11 个以上"√"，说明痰湿相当严重，为了不受痰湿及其引发的疾病困扰，要在医生指导下进行调治。

为什么会有痰湿

想要了解痰湿体质的形成原因，首先要了解一下什么是"痰"和"湿"。

什么是痰

中医上所说的痰，绝非"不要随地吐痰"中的"痰"那么简单。中医认为，痰是一种因人体脏腑气血失和、津液运化失常而形成的病理产物，其主要特征是黏稠。痰可分为有形之痰和无形之痰，有形之痰是咳出的痰，而无形之痰是弥漫在人体各组织、脏器中的"痰"。这种黏稠的"痰"会阻滞中焦，从而引起厌食、恶心等症状，也会附于脉管上，导致血液瘀滞。

什么是湿

"湿"是中医外感六邪"风、寒、暑、湿、燥、火"中的一种，有"外湿"和"内湿"之分。内湿主要是由过量饮酒或经常食用生冷食物影响脾的运化所造成的；外湿主要因气候潮湿或淋雨或居住在潮湿之地，导致湿气侵犯人体，故而形成湿性体质。

之所以把"痰"和"湿"联系起来，是因为二者有着相同的致病因素，即都因津液异常形成，而且都有黏、浊的特点，进一步阻碍了气血的正常运行。水湿黏稠不容易被排泄出去，只能滞留在体内，越积越多，又通过热邪的煎熬，最终形成了痰。

形成痰湿的原因

形成痰湿体质的主要原因是体内湿邪无法代谢，除了与生活环境相关之外，后天不良生活习惯对肺、脾、肾的损害也是重要因素，如暴饮暴食、受凉受寒，致使脾胃受损，脾胃运化失常，导致水饮不能被运化，从而形成了痰湿。

另外，肝脏受损也会形成痰湿。中医认为，肝木克脾土，因此"知肝传脾"，凡是伤肝的习惯都会不可避免地伤害到脾，如喝酒、熬夜等。肝木不合则伤脾，脾伤会使脾之运化功能减退，久而久之则水谷不化致生痰湿。

饮食调养：吃化痰祛湿的食物

痰湿体质的人可以从健脾、化痰、利湿方面来调理，多吃化痰祛湿、健脾的食物，如粳米、燕麦、薏米、赤小豆、绿豆、扁豆、冬瓜等。体形肥胖的痰湿体质者，应忌食肥甘厚味、滋补油腻以及酸涩苦寒之物。

痰湿体质者慎吃食物

果脯 果脯等甜腻的食物不但会生痰助湿，还易导致痰湿体质者患上糖尿病，所以痰湿者应慎吃。

甲鱼 甲鱼的滋补性强，痰湿体质者食用后，会加重身体沉重、四肢乏力、面部油脂过多等痰湿症状。

糕点 糕点含糖量高，痰湿体质者食用会加大患高脂血症、肥胖症、糖尿病的风险。

李子 李子酸涩，痰湿体质者过多食用生涩的食物会对脾胃不利，可能会加重痰湿。

梅子 痰湿体质者食用梅子等酸性食物会加重痰湿。此外，酸性饮料也应少喝。

动物脂肪 动物脂肪中的胆固醇、热量都很高，痰湿体质者食用会造成身体储存过多热量而加重病情。

痰湿体质者宜吃食物

薏米 薏米有利水消肿、健脾祛湿、舒筋除痹、清热排脓等功效，为常用的利水渗湿食物。

冬瓜 冬瓜有清热解毒、利水消痰、除烦止渴、祛湿解暑的作用，痰湿体质者宜常食之。

扁豆 扁豆有健脾、和中益气、化湿、消暑之功效，主治脾虚兼湿、食少便溏、湿浊下注等症状。适合痰湿体质者食用。

绿豆 常食绿豆可对痰湿引起的高血压、动脉硬化、糖尿病、肾炎有较好的辅助治疗的作用。

鲫鱼 鲫鱼营养价值很高，在健脾利湿、滋阴调理、补虚养身、消除身体水肿以及调理肾脏等方面都有很好的功效。

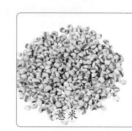

- 性凉,归脾经、胃经、肺经。
- 适合脾虚湿盛者。
- 孕妇、滑精者慎食。

薏米

利水消肿 薏米赤小豆粥

此粥具有健脾、利水消肿的作用。赤小豆 50 克,薏米 60 克。将两者分别洗净。锅中加适量水,放入赤小豆,开火将赤小豆煮烂后再放入薏米,煮至薏米熟烂即可。

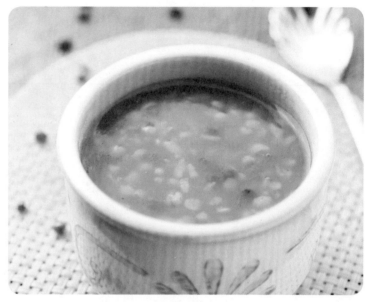

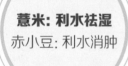

薏米: 利水祛湿
赤小豆: 利水消肿

趁温热服食。

健脾利湿 桃仁鲫鱼汤

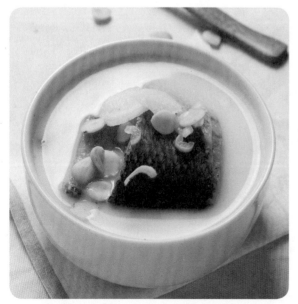

鲫鱼可用油稍煎一下,熬出的汤会更白更鲜。

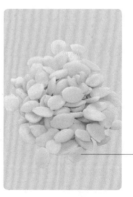

鲫鱼

- 性平,归脾经、胃经、大肠经。
- 适合脾胃虚弱者。
- 感冒发热者不宜食用。

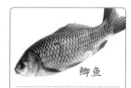

桃仁活血化瘀效果好。

此汤可健脾利湿,消除水肿。桃仁 10 克,鲫鱼 1 条,葱花、生姜片、盐、高汤各适量。桃仁洗净;鲫鱼处理好,剁块,略余,与桃仁、生姜片一起放入砂锅中,加高汤煮沸。用中火煮至鲫鱼肉软烂,加入葱花、盐调味即成。

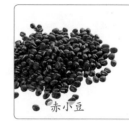

- 性平，归心经、小肠经。
- 适宜水肿、肥胖者。
- 尿多之人不宜食。

赤小豆

利水消肿 赤小豆冬瓜粥

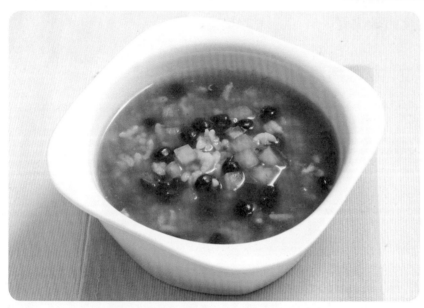

此粥利水消肿效果较好，同时还有清热的功效。冬瓜 100 克，赤小豆 30 克，粳米 60 克。冬瓜洗净，去皮切小块；赤小豆和粳米淘洗干净。先将赤小豆放入锅中，加水煮熟后，再放入冬瓜块、粳米煮成粥即可。

冬瓜皮也有利尿消肿的效果，食用冬瓜时可不去皮。

健脾除湿 山药扁豆糊

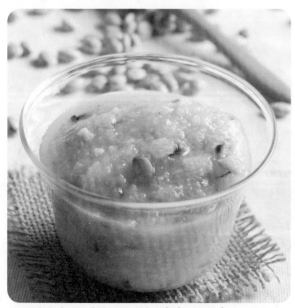

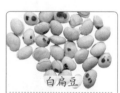

白扁豆

白扁豆：健脾除湿
山药：健脾补气

- 性微温，归脾经、胃经。
- 一般人群均可食用。
- 寒热病患者不宜食。

此食谱不仅可健脾除湿，还可补气。山药 50 克，白扁豆、白糖各 20 克。山药去皮洗净，上锅蒸熟后，研成泥状。白扁豆洗净，放入碗中，加水蒸熟。将山药泥、白扁豆混合，加入白糖拌匀即成。

生白扁豆和未煮熟的白扁豆都有一定的毒性，所以食用时一定要煮熟。

经络调养：关键在于健脾除湿

　　痰湿体质的经络调养应以健脾益气、利湿化痰为主。脾俞穴、足三里穴、气海穴可健脾益气；水分穴、丰隆穴、阴陵泉穴利湿化痰效果好。

艾灸、按摩、刮痧穴位，祛除痰湿

　　艾灸脾俞穴，可健脾和胃；艾灸气海穴，可温阳益气；艾灸足三里穴，可健脾补气；按摩水分穴，可加速水湿的排出；按摩丰隆穴，可化痰祛湿；刮痧阴陵泉穴，可化湿通阳。

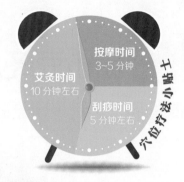

按摩时间 3~5分钟
艾灸时间 10分钟左右
刮痧时间 5分钟左右
穴位疗法小贴士

注意事项
艾灸时如果出现口苦、咽干等症状，应减少艾灸穴位或停一会儿再灸。

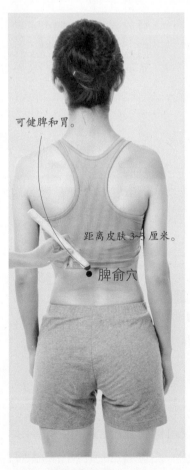

可健脾和胃。
距离皮肤3~5厘米。
脾俞穴

1 艾灸脾俞穴
　　点燃艾条，距离皮肤3~5厘米，温和灸脾俞穴，以皮肤感到温热、舒适为宜。

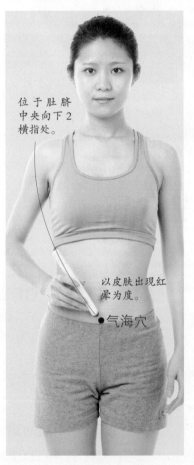

位于肚脐中央向下2横指处。
以皮肤出现红晕为度。
气海穴

2 艾灸气海穴
　　点燃艾条，距离皮肤3~5厘米，温和灸气海穴，以皮肤出现红晕为宜。

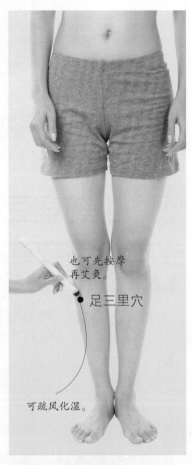

也可先按摩再艾灸。
足三里穴
可疏风化湿。

3 艾灸足三里穴
　　点燃艾条，距离皮肤3~5厘米，温和灸足三里穴，以皮肤感到温热、舒适为宜。

每晚泡泡脚有助排湿气

　　痰湿体质的人可以每晚睡前泡脚，泡到身体微微出汗，有利于湿气的排出。还可经常泡热水澡或蒸桑拿，以全身微微发红为度，利于发散湿气。

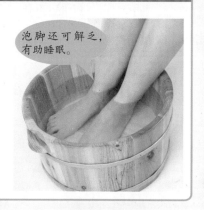

泡脚还可解乏，有助睡眠。

14:00~16:00

之间阳气较盛，可在此时段进行**低强度的体育锻炼。**

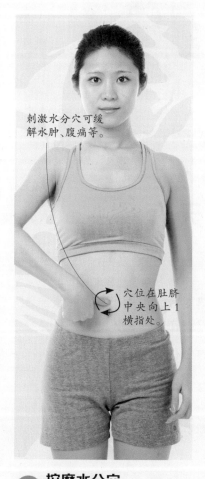

刺激水分穴可缓解水肿、腹痛等。

穴位在肚脐中央向上 1 横指处。

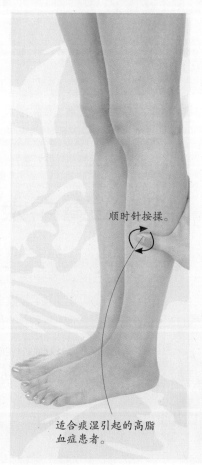

顺时针按揉。

适合痰湿引起的高脂血症患者。

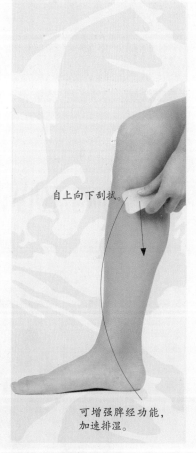

自上向下刮拭

可增强脾经功能，加速排湿。

4 按摩水分穴

　　用拇指指腹按揉水分穴3~5分钟，以皮肤产生酸、麻、胀感觉为佳。

5 按摩丰隆穴

　　用拇指指腹按揉丰隆穴3~5分钟，以皮肤产生酸、麻、胀感觉为佳。

6 刮痧阴陵泉穴

　　用面刮法由上而下刮拭阴陵泉穴，以出痧为度。

中药调养：应化痰祛湿

痰湿体质之人容易出现咳嗽、哮喘、痰多、头晕、肠胃不适、呕吐等症状，易患慢性支气管炎、支气管哮喘、肺气肿、动脉硬化、慢性胃炎、肥胖症等疾病，仅依靠食疗来纠正体质会比较难，配合一些化痰祛湿的药物进行调理效果会更好。

燥湿化痰 咳嗽痰多，用二陈汤来调理

当痰湿蕴阻时，表现为咳嗽反复发作、痰多黏腻或稠厚成块、色白或带灰色，进食甘甜油腻食物会加重咳嗽症状，同时还表现为体倦、舌苔白腻、脉濡滑。治疗原则应以燥湿化痰、温肺降逆为主，可用二陈汤来调理。

材料： 半夏、橘红各 15 克，茯苓 9 克，炙甘草 4.5 克，加生姜 7 片，乌梅 1 个。

做法： 水煎，去渣取汁，温服。

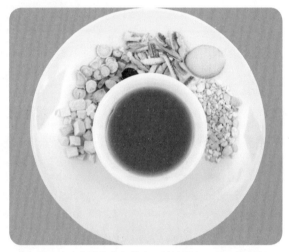

临床常用于治疗慢性支气管炎、慢性胃炎、呕吐等痰湿证。

健脾化痰 胸闷恶心，就喝半夏白术天麻汤

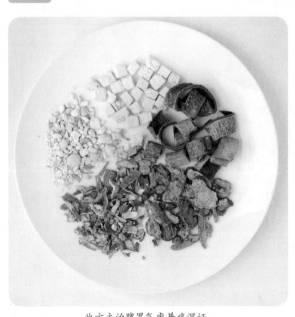

此方主治脾胃气虚兼痰湿证。

如果出现头重昏蒙，胸闷恶心，呕吐痰涎，多睡困乏，舌苔厚腻，脉沉滑的症状，可能是痰湿蒙窍所致，可用半夏白术天麻汤来燥湿化痰，健脾和胃，平肝息风。

材料： 半夏 4.5 克，天麻、茯苓、橘红各 3 克，白术 9 克，炙甘草 1.5 克，加生姜 1 片，大枣 2 颗。

做法： 水煎，去渣取汁，温服。

运动调养：多动少懒，通身出汗

痰湿体质的人由于浊气滞留在体内排不出去，一般身材都比较肥胖，身重易倦，神倦意懒，总想躺着，不愿意运动。中医认为，久卧伤气，如果一直不运动，气不能正常运行，就会出现气机阻滞、气机失调的病症。而运动可以调节气机，保持气血通畅，从而推动津液的运行，减少痰湿形成，并且运动还可促进发汗，帮助身体将体内痰湿垃圾排出体外。长期坚持适度的运动，是改善痰湿体质的关键。

痰湿体质者要根据自己的身体状态和所能适应的运动强度，选择适合自己的运动项目。老年痰湿体质者可做一些缓和、容易坚持的运动，如散步、快走、练太极拳和太极剑、做健身操等；年轻人可做稍微剧烈一些的运动，如打球、骑自行车、游泳、跑步等，每次坚持 40 分钟以上。运动不仅可以减肥，还能调理体质，对健康大有益处。

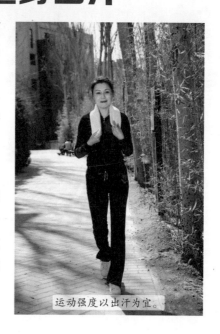

运动强度以出汗为宜。

四季调养：春夏多吃姜，秋冬少进补

痰湿体质的人在春季应保持积极的心态，情志精神要舒畅；要注意保暖，预防感冒；多吃绿叶蔬菜，控制体重。

痰湿体质之人大多难耐炎热，因此夏季出汗过多时应注意补充水分，切莫贪凉损伤脾胃；慎吹空调，以免汗出不彻，在体内化为热；可多吃生姜，因为生姜具有良好的散湿作用，可暖脾胃，促发汗；还应多晒太阳，有助于发散湿气，振奋阳气。

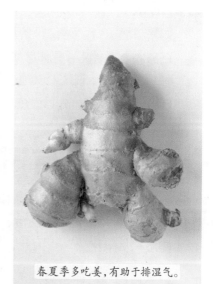

春夏季多吃姜，有助于排湿气。

秋季凉爽干燥，此时是痰湿体质之人健脾养胃、益气化湿的最好时机。可采取运动、饮食和药物多种调补方法。

痰湿体质者冬季要注意保暖，不宜跟风过度进补，饮食应保持清淡。在湿冷的气候条件下，痰湿体质者应减少户外活动，避免受寒淋雨，以免加重身体的不适感。

湿热体质:身体困重,多痘多疮

湿热体质通常是由肝胆久郁化热、脾胃积滞化湿、脾胃功能紊乱引起的。宜调理肝胆,健运脾胃,少吃甜腻、辛辣食物;慎食油炸食物以及滋补的药物。

测一测,你是湿热体质吗

① 已经过了青春期,脸上仍然会长痘。☐

② 半夜醒来会觉得口干、口苦。☐

③ 经常油光满面。☐

④ 即使没有熬夜,双眼仍然布满了红血丝。☐

⑤ 情绪不稳定,很容易激动发火。☐

⑥ 女性内裤上面会有很多白带,颜色发黄。☐

⑦ 头发特别容易油腻。☐

⑧ 男性阴囊潮湿,很难受。☐

⑨ 天气炎热时感觉胸闷甚至疼痛。☐

⑩ 食欲不振,尿量少、色黄。☐

⑪ 秋天吃火锅容易长痘,吃辣容易长口疮。☐

⑫ 朝手心吹一口气,会闻到异味。☐

⑬ 夏天容易出汗,有狐臭。☐

⑭ 经常干咳,但什么也没咳出来。☐

⑮ 舌苔黄厚腻,舌头发红。☐

分析结果

如果自己符合上述某一条症状就打"√"。

1~5 个"√",说明身体已经向湿热体质倾斜,要抓紧时间改善身体状态。

6~10 个"√",说明身体开始显现湿热的迹象,一定要调整作息,改善饮食,驱走湿热。

11 个以上"√",说明湿热相当严重,要在医生指导下进行调治。

为什么会有湿热

上文已经提到湿是由内湿和外湿形成的,而热是一种热象。湿热中的热与湿是同时存在的,或因夏秋季节天热湿重,湿与热共同侵入人体;或湿久留不除而化热;或因阴虚阳亢而使湿"从阳化热"。因此,湿与热并存是很常见的。

湿久则化热。如果体内的湿久久排不出去,慢慢蓄积便化为了热,久而久之,形成湿热体质。

饮食调养：吃清热利湿的食物

　　湿热体质是以湿热内蕴为主要特征的体质状态。热往往依附于湿而存在，所以饮食调理要首先弄清湿热产生的原因，避免水湿内停或湿从外入。平时养成良好的饮食习惯，不暴饮暴食，不酗酒抽烟，不吃或少吃肥腻甜甘食物，以保持消化功能的状态良好。一般的调理方法是多吃一些祛湿除热、清利化湿的食物，如薏米、绿豆、白扁豆、丝瓜、冬瓜等。

湿热体质者慎吃食物

肥肉 吃肥肉等荤腻食物容易造成人体脾虚不运、水湿停运，从而形成内湿。

花椒 花椒、辣椒等辛辣食物性热助火，会加重湿热症状。

巧克力 巧克力会造成脾脏运化不良，从而助火生湿，湿热体质者不适宜食用。

大蒜 湿热体质者食用大蒜后会助火伤阴，加重湿热引起的眼疾、胃溃疡等症状。

油炸食物 油炸食物能化热、化火，多食容易伤脾胃，加重湿热。

白酒 身体摄入过量酒精易伤肝胆和脾胃，进而促生湿热体质。

湿热体质者宜吃食物

紫菜 紫菜有清热解毒、利尿的功效，其含有的甘露醇是一种天然利尿剂，可辅助治疗水肿。

莲藕 莲藕生食性寒，具有清热凉血的功效。莲藕还富含鞣酸，有收缩血管的作用。

海带 海带可软坚散结、利水消肿、润下消痰，可辅助治疗肾功能衰竭、动脉硬化、慢性肝炎、贫血、水肿等疾病。

薏米 薏米有利水消肿、健脾祛湿、舒筋除痹、清热排脓等功效，为常用的利水渗湿的食物。

冬瓜 冬瓜有清热解毒、利水消痰、除烦止渴、祛湿解暑的作用。

丝瓜 丝瓜性凉，味甘，做菜肴或捣汁内服，有清热化痰、凉血解毒的功效。

白扁豆 白扁豆有健脾、和中益气、化湿、消暑之功效，主治脾虚兼湿、食少便溏、湿浊下注等症。适合湿热体质者食用。

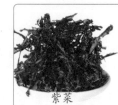

- 味甘,归肺经。
- 适用于水肿患者。
- 消化功能不好者慎食。

紫菜

清热利尿 海米紫菜蛋汤

此汤软坚散结,清热利尿。
海米15克,紫菜25克,鸡蛋2个,盐、香油各适量。将海米、紫菜分别泡发,洗净;鸡蛋磕入碗内搅匀。锅内放水烧沸,放入海米、紫菜后,加盐调味,倒入鸡蛋煮成蛋花,淋上香油即可。

紫菜: 清热利尿
海米: 增强免疫力

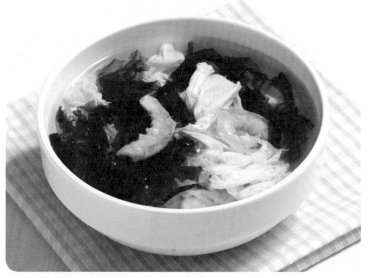

紫菜中的甘露醇是一种天然的利尿剂,可缓解水肿现象。

清热化湿 橙香莲藕

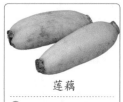

莲藕

- 生藕性寒,熟藕性温,归心经、脾经、肺经。
- 适合出血性疾病患者。
- 痛经患者慎食生藕。

莲藕: 清热化湿
橙汁: 清热降逆

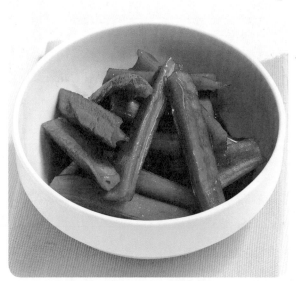

莲藕富含鞣酸,有收缩血管的作用。

此菜可清热化湿,凉血。橙汁200毫升,莲藕200克,白糖适量。将莲藕洗净后切成条。锅内加水,大火烧沸后放入藕条,煮熟,过凉水,捞出盛盘。将橙汁及白糖拌匀,浇在装盘的藕条上,待橙汁渗透藕条即成。

清热利尿 陈皮海带粥

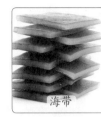

海带

- 性寒,归胃经、肾经、肝经。
- 适宜糖尿病患者。
- 甲亢患者不宜食。

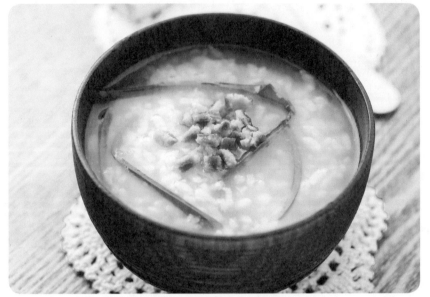

此粥具有清热利水,燥湿化痰的功效。粳米 100 克,海带、陈皮、盐各适量。将海带泡软,洗净,切成丝;陈皮洗净,切成碎末。粳米洗净,放入锅内,加水适量,煮沸后加入陈皮末、海带丝,用小火煮至粥黏稠,加盐调味即成。

陈皮燥湿化痰,海带清热利尿,搭配食用可缓解湿热症状。

清热消肿 冬瓜皮汤

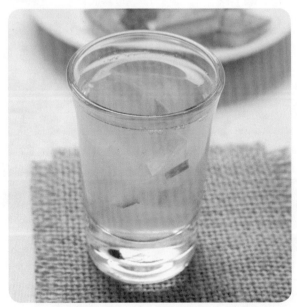

冬瓜皮:清热解毒、利尿消肿、清除胃火

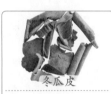

冬瓜皮

- 性凉,归脾经、小肠经。
- 适宜糖尿病患者。
- 脾胃虚寒者慎食。

此汤可清热解毒,利尿消肿。冬瓜皮 60克。将冬瓜皮洗净,切小块,加水煎煮至烂熟成汤即成。

冬瓜皮具有利水作用,有助于消除水肿,还能防止皮肤色素沉着。

经络调养: 除湿清热是关键

如果是湿热体质, 需要祛湿清热并用, 健脾祛湿使热无所附。用拔罐、刮痧等方法振奋阳气, 阳气盛则湿气得化。

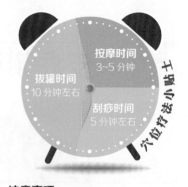

按摩时间
3~5分钟

拔罐时间
10分钟左右

刮痧时间
5分钟左右

穴位疗法小贴士

拔罐、刮痧、按摩穴位, 除湿清热

拔罐丰隆穴, 可化痰祛湿; 拔罐阴陵泉穴, 可化湿通阳; 刮痧曲池穴, 可清热活络; 刮痧肝俞穴, 可清热泻火; 按摩脾俞穴, 可健脾利湿; 按摩胃俞穴, 可健脾助运。

注意事项
夏季拔罐时不可吹风扇, 以防外邪侵袭。

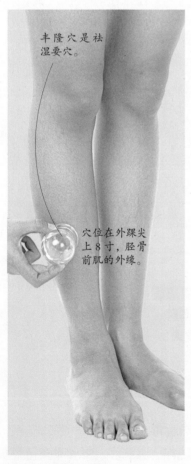

丰隆穴是祛湿要穴。

穴位在外踝尖上8寸, 胫骨前肌的外缘。

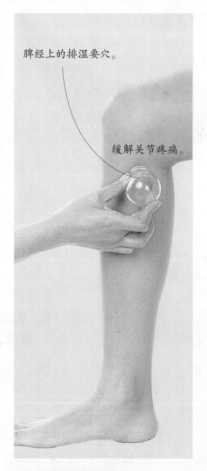

脾经上的排湿要穴。

缓解关节疼痛。

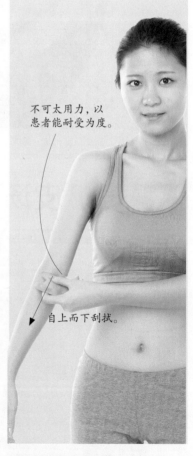

不可太用力, 以患者能耐受为度。

自上而下刮拭。

1 拔罐丰隆穴
选择大小适宜的火罐, 在丰隆穴处吸拔, 留罐10分钟左右。

2 拔罐阴陵泉穴
选择大小适宜的火罐, 在阴陵泉穴处吸拔, 留罐10分钟左右。

3 刮痧曲池穴
用面刮法刮拭曲池穴, 以出痧为度, 至痧退后再刮第2次。

练好"呼""嘻"字诀

六字诀养生法中的"呼""嘻"字诀，有健脾、清热、化湿作用，可经常操练。运动时应避开酷暑炎热天气，这样有利于调理脾胃，逐步起到清热化湿作用。

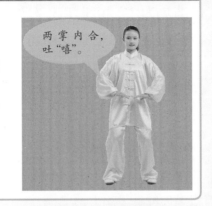

两掌内合，吐"嘻"。

长夏

季节，雨水较多、湿气较重，要注意除湿。

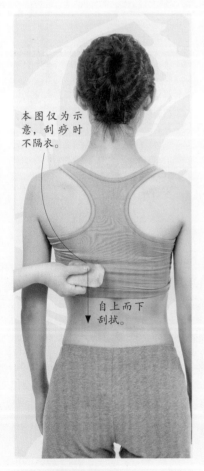

本图仅为示意，刮痧时不隔衣。

自上而下刮拭。

4 刮痧肝俞穴

用面刮法刮拭肝俞穴，以出痧为度，至痧退后再刮第 2 次。

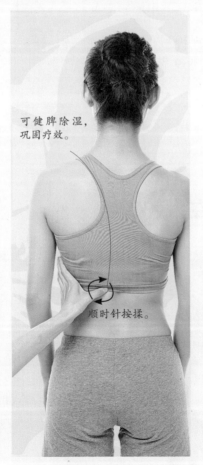

可健脾除湿，巩固疗效。

顺时针按揉。

5 按摩脾俞穴

用拇指指腹按揉脾俞穴3~5分钟，以皮肤产生酸、麻、胀感觉为佳。

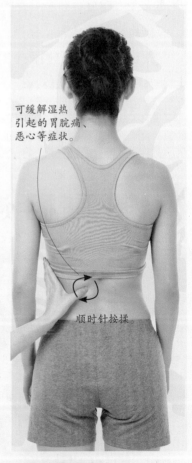

可缓解湿热引起的胃脘痛、恶心等症状。

顺时针按揉。

6 按摩胃俞穴

用拇指指腹按揉胃俞穴3~5分钟，以皮肤产生酸、麻、胀感觉为佳。

中药调养：湿重热重，辨证论治

湿热体质一般要分湿重还是热重，湿重的人以化湿为主，可选用六一散、三仁汤、平胃散等；热重的人以清热为主，可选用连朴饮、茵陈蒿汤。在化湿或清热的总原则下，再根据某些特殊表现选择适宜的中药进行调理。

除湿祛暑 湿重就选六一散

当湿气重时，可用六一散来调理：内服用于暑热身倦、口渴泄泻、小便黄少；外涂可治痱子刺痒。若暑热较重时，可酌加淡竹叶、西瓜翠衣等来祛暑；伤津而口渴舌红者，可加麦冬、沙参、石斛等养阴生津、止渴。

材料： 滑石粉 600 克，甘草 100 克。

做法： 调服或煎服，1 次 6~9 克，每日 1~2 次。外用，撒在患处。

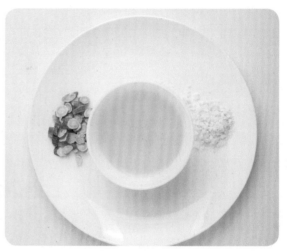

小便清长者和孕妇忌服此方。

清热化湿 热重就用连朴饮

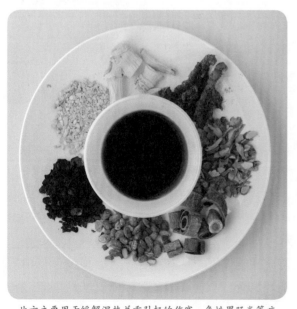

如果出现霍乱吐利、胸闷、口渴心烦、小便短赤、舌苔黄腻，说明湿热蕴伏，可用连朴饮来清热化湿，理气和中。

材料： 制厚朴 6 克，姜汁炒川连、石菖蒲、制半夏各 3 克，香豉（炒）、焦栀子各 9 克，芦根 60 克。

做法： 水煎，去渣取汁，温服。

此方主要用于缓解湿热并重引起的伤寒、急性胃肠炎等症。

运动调养：长跑、游泳，清热利湿

运动是调理湿热体质的方法之一。湿热体质是以湿浊内蕴、阳气偏颇为主要特征的体质状态，适合做高强度、大运动量的锻炼，如长跑、游泳、爬山、各种球类、武术等。通过运动可以消耗体内多余的热量，排泄多余的水分，达到清热除湿的目的。

湿热体质的人在进行完长跑和各种球类运动后，常会有大汗淋漓的状况出现，这时要立即更换已经汗湿的衣物，以免湿气侵入人体。运动后不要喝冷饮，防止寒气滞留而伤害脾胃。

四季调养：长夏暑湿巧应对

春季气温回升，湿热体质者的饮食调养应以清热解毒、疏肝为主，谨防湿热病的发生。夏季炎热，容易生湿，应以清暑利湿为主；秋季干燥，应注意健脾、祛湿、润燥；冬季气候寒冷，应注意温肾利水。

夏秋之交为中医所说的"长夏"季节，又加上此时雨水较多，湿气较重，内外相合，湿上加湿，更容易出现不思饮食、乏力或者腹胀、腹泻等症状。因此湿热体质者在长夏湿气较重时，可以适当地饮用一些茶，如艾叶、佩兰可以除湿，竹叶、荷叶可以清热。湿热体质者，不宜暴饮暴食、酗酒，少吃肥腻食物、甜品，以保持消化功能良好。

长夏季节应早睡早起，室内经常通风换气，早上起来活动活动，以出汗为宜，可帮助排湿。避免居住在低洼潮湿的地方，居住环境宜干燥、通风。盛夏是暑湿较重的季节，宜减少户外活动的时间。

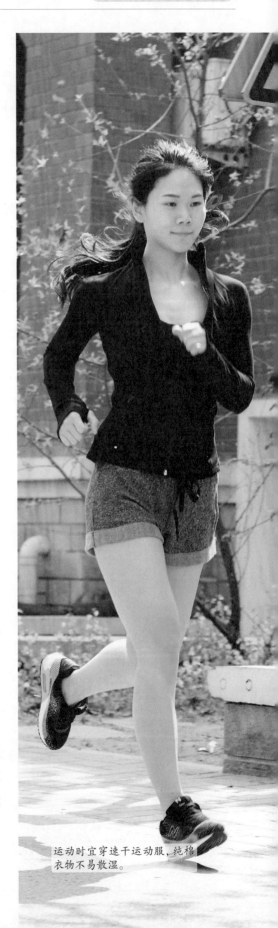

运动时宜穿速干运动服，纯棉衣物不易散湿。

血瘀体质：血行不畅，瘀滞成斑

血瘀体质是人体血液溢出经脉外，积存于组织间隙，或血液运行不畅，瘀积于经脉或脏腑组织器官之内，从而出现的一系列体质特点。

测一测，你是血瘀体质吗

1 身上某个地方有瘀青，竟然不知道是如何造成的。☐

2 与别人相比，脸上容易长色斑。☐

3 舌头上有青紫色或紫色的小斑点。☐

4 即使没有熬夜，眼白中也有血丝，眼眶总比别人要黑。☐

5 皮肤干燥并且容易有皮屑或者鳞甲状的东西，面色灰暗无光泽。☐

6 仔细检查眼睑，发现是紫黑色的。☐

7 嘴唇颜色发青或者发紫。☐

8 经常脱发。☐

9 已经生过孩子的女性，仍然痛经。☐

10 女性月经期间，经血中有血块，颜色发紫或者发暗。☐

11 大便常常是黑色的。☐

12 指甲高低不平，或者指甲上有条状或点状白色纹路。☐

13 天气稍微转凉，就会腰疼或者背疼，偶尔或者经常有针刺般的疼痛感。☐

14 一旦得病，病程长，痛有定处，部位固定。☐

分析结果

如果自己符合上述某一条症状就打"√"。

1~5 个"√"，说明身体已经向血瘀体质倾斜，要抓紧时间改善身体状况。

6~10 个"√"，说明身体开始出现血瘀迹象，应养成良好的生活习惯。

11 个以上"√"，说明血瘀相当严重，最好到医院做一次体检，及早预防、治疗。

为什么会血瘀

引起血瘀的主要原因是气滞阻络。俗话说"气生百病"，不良情绪是生病的一大根源。我们经常说"气滞血瘀"，因为气滞过甚可致血瘀。

气滞是指脏腑、经络之气阻滞不畅。气运行不畅，无法推动血液流通，就会引起血液运行瘀滞，这与情绪、饮食、年龄、环境、疾病等诸多因素有关。如情绪经常抑郁、紧张，喜欢吃油腻食物、甜食，体质虚弱，生活环境寒冷，缺乏锻炼，各种慢性炎症等因素都会影响气血的运行，从而形成血瘀体质。

饮食调养：以活血化瘀为主

　　血瘀体质之人饮食上要以活血化瘀为主。适宜血瘀体质者食用的食物有莲藕、洋葱、蘑菇、猴头菇、木耳、海带、魔芋、金针菇、菠萝、山楂、桃仁、油菜等。血瘀者忌食肥甘油腻、高胆固醇以及容易引起胀气的食物，如蛋黄、动物内脏、蚕豆等。

血瘀体质者慎吃食物

蛋黄 蛋黄属于高胆固醇引起的食物，食用过多会加重肝脏代谢负担，久而久之会形成血瘀体质。

蚕豆 多食蚕豆等豆类会胀气，使气血运行减慢，从而加重气滞血瘀症状。

蛋糕 蛋糕等甜腻食物含糖量高，血瘀体质者常吃会加重症状，应少吃或不吃。

冷饮 痛经患者往往是血瘀体质，这类女性的身体因寒致瘀，行经不畅。冷饮容易加重痛经症状，不宜饮用。

鱼子 鱼子中胆固醇含量过高，且不易消化。血瘀体质者过量食用会增加肝脏负担，不利气血运行。

咸菜 过咸的食物容易耗损津液，导致水盐代谢失衡，加重血瘀。所以血瘀体质者应慎食咸菜。

血瘀体质者宜吃食物

洋葱 洋葱中含有的前列腺素能扩张血管，增加器官血流量，有效预防血栓形成，还能促进钠的排泄，使血压下降，同时还能降血糖。

玫瑰花 女性在月经期间或月经前后经常会有情绪不稳、烦躁不安的现象，喝玫瑰花茶能够活血化瘀、温经散寒，缓解经期不适。

桃仁 桃仁可活血化痰、润肠通便，同时还可以活血调经，可缓解血瘀引起的痛经等症状。

山楂 山楂不仅促消化，还具有很好的活血化瘀的功效，可用于治疗积滞、胃脘胀满、腹痛、瘀血经闭、产后瘀阻、疝气疼痛、高脂血症等。

红糖 红糖性温，味甘，具有益气补血、健脾暖胃、活血化瘀、缓中止痛的功效，非常适合产妇食用，不仅可以补血，还能缓解瘀血导致的腰酸、小腹痛、恶露不净等症。

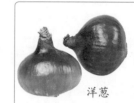

性温,归心经脾经。

适合高血压患者。

皮肤瘙痒者慎食。

洋葱

活血化瘀 洋葱炒羊肉

此菜活血化瘀,温阳化痰。
羊肉 200 克,洋葱 100 克,姜丝、盐、料酒各适量。羊肉洗净切丝;洋葱切丝。油锅烧热,放入羊肉丝、姜丝、洋葱丝翻炒,加入盐、料酒,待羊肉熟透后收汁即成。

洋葱: 活血化瘀
羊肉: 补虚温阳

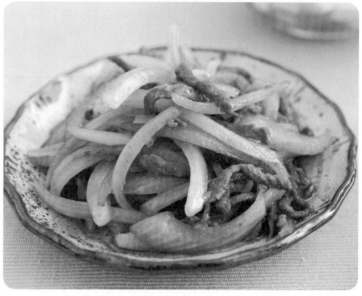

洋葱中含有的前列腺素有助于扩张血管,有效预防血栓。

活血化瘀 桃仁山楂荷叶粥

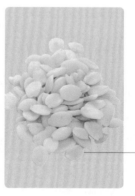

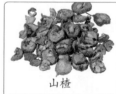

山楂

性微温,归脾经、胃经、肝经。

适合消化不良者。

胃酸过多者慎食。

桃仁对缓解痛经有很好的效果。

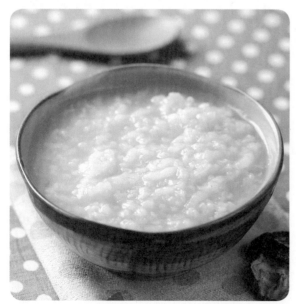

桃仁和山楂是常用的活血化瘀药,可用于缓解瘀血阻滞。

此粥可活血行气,化瘀除湿。桃仁、山楂各 9 克,干荷叶半张,粳米 100 克。将山楂、桃仁和干荷叶一同放入砂锅中,加适量水,大火煮沸,小火煮 20 分钟,去渣取汁。粳米淘洗干净,加入药汁和适量水一同煮成粥。

行气活血 橘核玫瑰粥

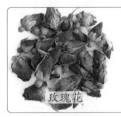

玫瑰花

- 性温，归肝、脾经。
- 适宜气滞血瘀患者。
- 月经量过多的女性不宜食。

此粥可疏肝理气，活血化瘀。橘核、玫瑰花各 10 克，粳米 100 克。将橘核和玫瑰花分别洗净，加适量水煎汁，去渣取汁。粳米淘洗干净，加入药汁和适量水一同煮成粥。

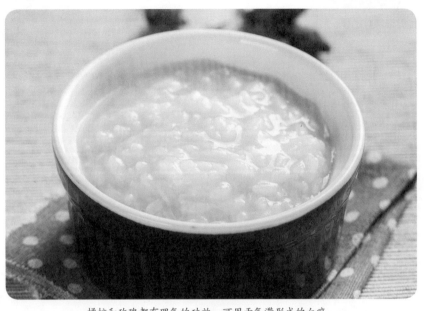

橘核和玫瑰都有理气的功效，可用于气滞形成的血瘀。

活血散寒 赤小豆红糖泥

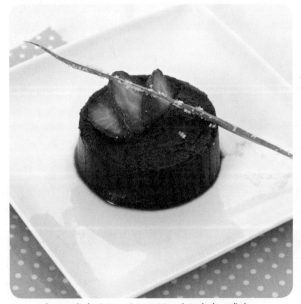

本品可散寒通经，月经不调、痛经患者可常食。

红糖：补血活血
赤小豆：利水除湿

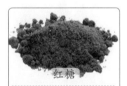

红糖

- 性温，归脾经、肺经。
- 适宜痛经女性。
- 糖尿病、高血压患者不宜食。

此道甜品可活血散寒，健脾利水。赤小豆 500 克，红糖 50 克，草莓 1 个。赤小豆淘洗干净，放入锅内，加适量水，用大火烧开后，转小火焖烂，碾成豆沙待用。油锅烧热，下入红糖炒至溶化，倒入豆沙，改用中火炒匀装盘，草莓切片，作为装扮。

经络调养：活血化瘀是关键

血瘀体质者的治疗原则应以活血化瘀为主。可用艾灸疗法活血化瘀，用刮痧疗法疏肝理气、化积通瘀，再采用按摩疗法缓解血瘀引起的疼痛。

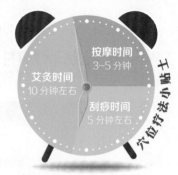

按摩时间
3~5分钟

艾灸时间
10分钟左右

刮痧时间
5分钟左右

穴位疗法小贴士

艾灸、刮痧、按摩穴位，活血化瘀

艾灸足三里穴，可健脾补气；艾灸三阴交穴，可活血调经；艾灸血海穴，可补足气血；刮痧膈俞穴，可活血通脉；刮痧期门穴，可化积通瘀；按摩合谷穴，可通经活络，镇静止痛。

注意事项

艾灸后要注意保暖，艾灸前后要喝一杯温开水补充水分。

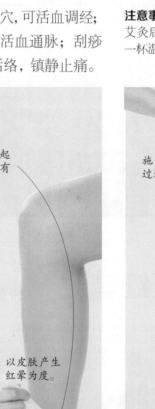

强身健体的要穴。

足三里穴

可补益气血。

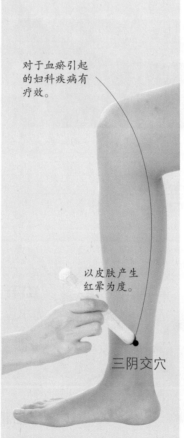

对于血瘀引起的妇科疾病有疗效。

以皮肤产生红晕为度。

三阴交穴

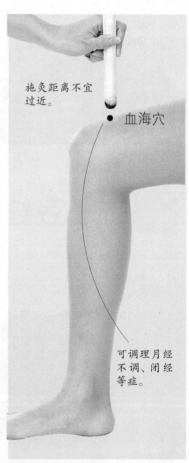

施灸距离不宜过近。

血海穴

可调理月经不调、闭经等症。

1 艾灸足三里穴

点燃艾条，距离皮肤3~5厘米，温和灸足三里穴，以皮肤感到温热、舒适为宜。

2 艾灸三阴交穴

点燃艾条，距离皮肤3~5厘米，温和灸三阴交穴，以皮肤产生红晕为宜。

3 艾灸血海穴

点燃艾条，距离皮肤3~5厘米，温和灸血海穴，以皮肤感到温热、舒适为宜。

保持精神愉悦，少生气

血瘀体质者务必保持精神愉悦，及时消除不良情绪，避免生气，克服牢骚满腹，遇事切勿暴躁发怒。经常听一些抒情柔缓、轻松活泼的音乐也不失为养神的好方法。

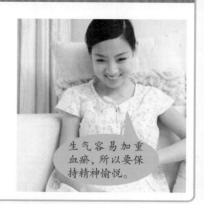

生气容易加重血瘀，所以要保持精神愉悦。

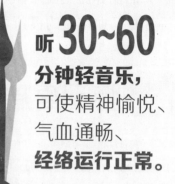

听**30~60**分钟轻音乐，可使精神愉悦、气血通畅、**经络运行正常。**

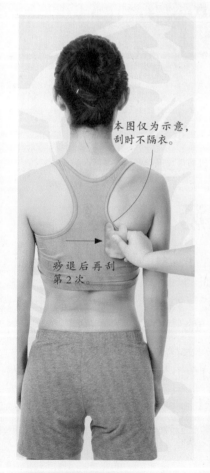

本图仅为示意，刮时不隔衣。

瘀退后再刮第 2 次。

4 刮痧膈俞穴
用面刮法沿直线刮拭膈俞穴，以出痧为宜。

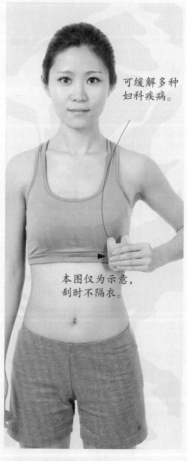

可缓解多种妇科疾病。

本图仅为示意，刮时不隔衣。

5 刮痧期门穴
用面刮法从内向外刮拭期门穴，以出痧为宜。

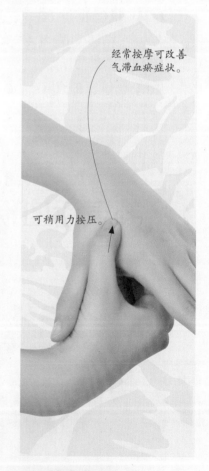

经常按摩可改善气滞血瘀症状。

可稍用力按压。

6 按摩合谷穴
用拇指指腹按压合谷穴3~5分钟，以皮肤产生酸、麻、胀感觉为佳。

中药调养：应活血养血

活血养血是血瘀体质者进行药补的原则，丹参、红花、川芎、当归、益母草等都是活血化瘀的良药。

理气活血 胸闷疼痛，血府逐瘀汤可化解

当出现胸闷疼痛，痛引肩背，心悸，口唇青紫，舌质青紫或有瘀斑、瘀点时，可能是血瘀阻于心。治疗原则为活血化瘀、理气通络，可用血府逐瘀汤来调理。

材料：桃仁 12 克，红花、当归、生地黄、牛膝各 9 克，桔梗、川芎各 4.5 克，赤芍、枳壳、甘草各 6 克，柴胡 3 克。

做法：水煎，去渣取汁，温服。

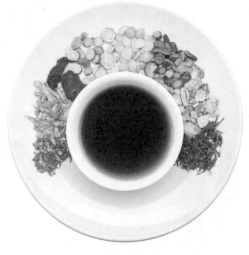

血府逐瘀丸也可用来缓解血瘀引起的胸闷。

养血活血 补气活血，可选当归补血汤

血瘀体质者常伴有气血不足，可用当归补血汤等补气血药剂来调理。此外还可用桂枝、红花、乳香、鸡血藤、当归等活血通络的中药煎汤至 2000 毫升，用来泡脚，水温在 40℃左右，每天泡 20~40 分钟，坚持一段时间可有效调理气血不足。

材料：当归 10 克，黄芪 60 克。

做法：水煎，去渣取汁，温服。

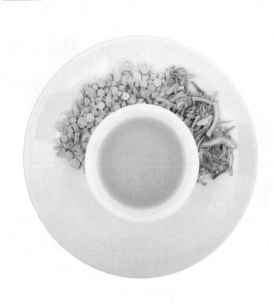

当归不仅善于补血，还可活血行滞、止痛。

运动调养：全身运动，助气运行

血瘀体质者的经络、气血运行不畅，通过运动可以使全身经络、气血通畅，五脏六腑调和。应选择一些有益于促进气血运行的运动项目，如太极拳、五禽戏、舞蹈、快步走、健身操等。坚持锻炼，可达到改善体质的目的。

血瘀体质的人心血管机能较弱，不宜做强度大、负荷高的体育锻炼，而应采用中小负荷、多次数的锻炼。步行健身能够促进全身气血运行，振奋阳气。血瘀体质的人在运动时要特别注意自己的感觉，如出现胸闷或心绞痛、呼吸困难、疲劳、恶心、眩晕、头痛、四肢剧痛、足关节和膝关节疼痛、两腿无力、行走困难、脉搏显著加快时，应立即停止运动，到医院做进一步检查。总体来说，血瘀体质者的运动以全身各部都能活动、助气血运行为原则。

四季起居调养：春季多动，秋冬御寒

对血瘀体质的人来说，保养的关键季节是春天。因为春天肝气主令，而肝脏具有贮藏血液、调节血量的功能。如果肝有病，则失去藏血的功能，影响人体的正常活动，同时也会出现血液方面的病变。

为了充分发挥肝脏的功能，使之行气调畅，平时尽量穿宽松的衣服，有利于气血生发；不要有事没事总生气，经常保持豁达、开朗、淡定、坦然的心态，有利于肝气舒畅，气旺则血和，血和则健康；要多到户外活动，不要总待在室内，还应多做一些拉伸运动，有利于肝脏正常疏泄。

另外，秋冬季节气温低，要特别注意保暖。秋天也不要坚持"秋冻"的原则，要根据天气的变化适时添加衣物。

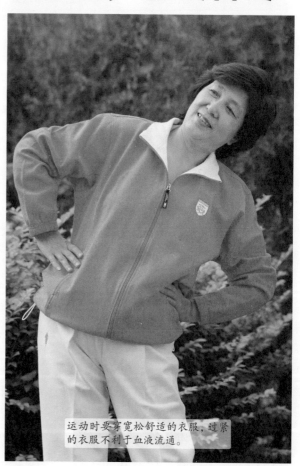

运动时要穿宽松舒适的衣服，过紧的衣服不利于血液流通。

气郁体质：郁闷不舒，气机不畅

由于长期情志不畅、气机郁滞而形成的以性格内向不稳定、忧郁脆弱、敏感多疑为主要表现的体质状态。

测一测，你是气郁体质吗

❶ 别人在你身边交谈时，总以为是在议论自己。☐

❷ 经常觉得胸闷或者腹胀。☐

❸ 经常做梦，并且多数时候梦境是不好的。☐

❹ 在别人眼里，自己是一个内向的人。☐

❺ 经常深呼吸，否则就会觉得憋闷。☐

❻ 女性月经期间会觉得乳房胀痛。☐

❼ 稍微劳累或受凉就有腰腹胀痛的感觉。☐

❽ 不喜欢参加公共活动。☐

❾ 有偏头痛的经历。☐

❿ 女性月经紊乱，总是不准时。☐

⓫ 喜欢胡思乱想。☐

⓬ 偶尔有胸痛或者肋间胀痛的感觉。☐

⓭ 情绪不稳定，爱生闷气，很爱哭。☐

⓮ 即使没吃东西也会打饱嗝。☐

⓯ 经常胃不舒服，想吐酸水。☐

⓰ 咽中有物梗阻，吐之不出，咽之不下。☐

分析结果

如果自己符合上述某一条症状就打"√"。

1~5 个"√"，说明身体已经向气郁体质倾斜，要放松心态，调整作息。

6~10 个"√"，说明身体开始显现气郁的迹象，一定要做好心理调节，保持身心愉悦，同时注意调节饮食。

11 个以上"√"，说明气郁相当严重，为了不影响正常的生活、学习、工作，要寻求心理医生的帮助，如有必要，须在医生指导下用药物进行调理。

为什么会气郁

中医认为，人体之气是人的生命运动的根本和动力，生命活动的维持必须依靠气。人体的气，除与先天禀赋、后天环境以及饮食营养相关外，还与肾、脾、胃、肺的生理功能密切相关。所以机体的各种生理活动，实质上都是气在人体内运动的具体表现。当气不能外达而结聚于内时，便形成"气郁"。气郁多由忧郁烦闷、心情不舒畅所致，长期气郁会导致血液循环不畅，严重影响健康。

饮食调养：理气解郁，健脾安神

气郁体质者应本着理气解郁、调理脾胃的原则挑选食物。平时加强饮食调补，健脾养心安神，可少量饮酒，以疏通血脉，多吃一些能行气的食物，如佛手、橙子、柑皮、荞麦、韭菜、刀豆等。忌食、忌饮辛辣食物和咖啡、浓茶等刺激品，少吃肥甘厚味的食物及收敛酸涩之物，如乌梅、泡菜、青梅、杨梅、酸枣、李子、柠檬等，以免阻滞气机而致气血不畅。

气郁体质者慎吃食物

杨桃 杨桃属于收敛酸涩的食物，不利于气郁体质者行气解郁。

乌梅 乌梅会收敛人的肺气，气郁体质者不应多吃。

雪糕 常食生冷寒凉食物会损伤脾胃，造成气血不畅，应少吃或不吃。

柠檬 柠檬属于酸涩收敛的水果，不利于气郁体质者理气解郁。

辣椒 食用辣椒、花椒、胡椒等辛辣刺激食物，会导致气结，不利于气血运行。

气郁体质者宜吃食物

兔肉 兔肉具有健脾理气、滋阴凉血、解热毒等功效。适合消渴羸瘦、胃热呕吐、便血等患者食用。

香椿 香椿具有疏肝理气、清热解毒、涩肠止血、祛风利湿、止血止痛的功效。

卷心菜 卷心菜具有祛结气、利五脏、调六腑、填脑髓、利脏器的功效。适合动脉硬化、胆石症、便秘等患者食用。

木耳 木耳具有补脾益气、滋肾养胃、活血等功效。常食可帮助气郁体质者行气解郁，令肌肤红润，容光焕发。

金桔 金桔具有理气补中、散寒解郁、消食化痰、醒酒等功效。适合胸闷郁结、伤酒口渴、消化不良等患者食用。

- 性凉,归肝经、大肠经。
- 适合贫血患者。
- 阳虚者不宜食。

兔肉

疏肝理气 兔肉山药汤

此汤疏肝理气,滋阴养血。 兔肉 120 克,山药块 30 克,枸杞子 15 克,生姜汁、盐各适量。兔肉洗净切成块,连同山药块、枸杞子一同放入锅内,加适量水,煮至兔肉熟透,加入生姜汁、盐调味即成。

兔肉: 健脾补中
山药: 补虚温阳

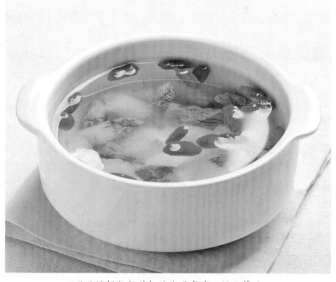

可用于缓解气郁引起的消渴羸瘦、便血等症。

健脾开胃 香椿炒鸡蛋

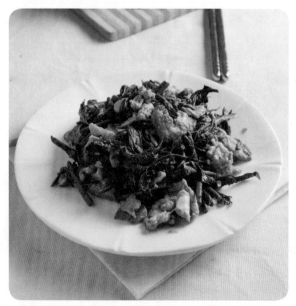

香椿中含有香椿素等芳香族挥发性有机物,可健脾开胃,增强食欲。

香椿: 健脾开胃
鸡蛋: 增强抵抗力

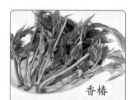

香椿

- 性凉,归肺经、胃经、大肠经。
- 适合慢性肠炎患者。
- 皮肤病患者慎食。

此菜可健脾开胃,清热利湿。 香椿 100 克,鸡蛋 2 个,盐、酱油各适量。香椿洗净;鸡蛋打散,加少许酱油,搅拌均匀。油锅烧热,放入蛋液,小火炒成块,再改大火,放入香椿,加盐翻炒片刻即成。

宽胸解郁 海带萝卜排骨汤

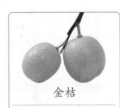

- 性凉，归肺经、胃经、大肠经。
- 适宜消化不良者食用。
- 脾胃虚寒者不宜食。

白萝卜

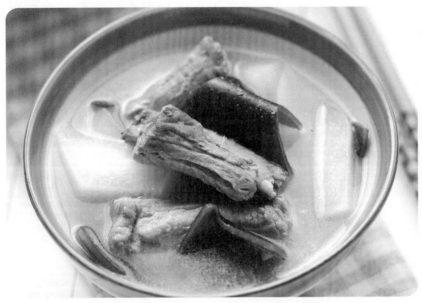

白萝卜行气，所以此汤不仅美味，还能促进消化。

此汤可宽胸解郁，清热养阴。白萝卜 1 根，排骨 200 克，海带 70 克，姜片、盐各适量。海带提前浸泡 2 小时，洗净，切成片状；白萝卜洗净，削皮切块；排骨洗净，切块，余水捞起。锅中加水煮沸，放入除盐外的所有材料，转中小火煲 1.5 个小时，加盐调味即可。

理气化痰 玫瑰金桔饮

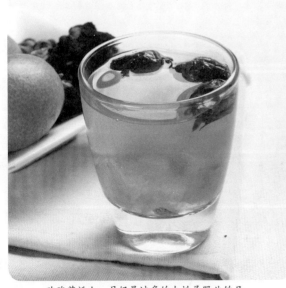

玫瑰花活血，月经量过多的女性忌服此饮品。

金桔：理气化痰
玫瑰花：理气解郁

金桔

- 性温，归脾经、肺经。
- 适宜冠心病患者。
- 胃溃疡患者不宜食。

此饮品可疏肝理气，化痰止咳。金桔 10 个，玫瑰花适量。将金桔洗净，切碎，放入锅内，加适量清水，用中火煮约 15 分钟，再放入玫瑰花稍煮片刻即可。

经络调养：按摩刮痧，疏肝理气

气郁体质者的治疗原则应以疏肝解郁，宽胸理气为主。缓解气郁体质可采用按摩和刮痧的手法对穴位进行刺激，能够起到一定的治疗效果。

刮痧时间 5分钟左右　按摩时间 3~5分钟

穴位疗法小贴士

按摩、刮痧穴位，疏肝理气

按摩太冲穴，可疏肝解郁，泄郁闷之气；按摩阳陵泉穴，可疏肝理气，利湿清热；按摩间使穴，可宽胸理气，清心安神；刮痧膻中穴，可理气活血；刮痧肝俞穴，可疏肝泻火；刮痧肺俞穴，可宣肺理气。

注意事项
刮痧时，一般每个部位刮20~30次。初次刮痧的时间不宜过长。

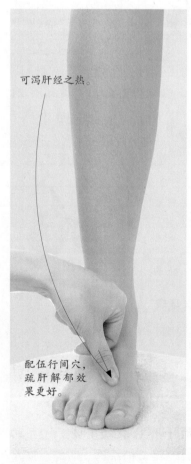

可泻肝经之热。

配伍行间穴，疏肝解郁效果更好。

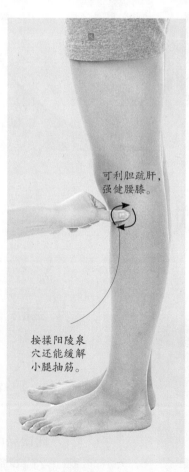

可利胆疏肝，强健腰膝。

按揉阳陵泉穴还能缓解小腿抽筋。

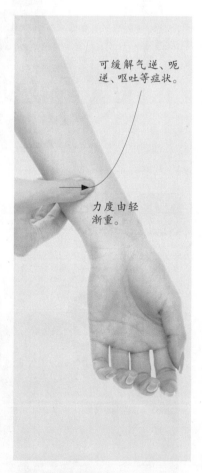

可缓解气逆、呃逆、呕吐等症状。

力度由轻渐重。

1 按摩太冲穴
用拇指指腹按压太冲穴3~5分钟，至皮肤有酸胀感为宜。

2 按摩阳陵泉穴
用拇指指腹按揉阳陵泉穴3~5分钟，至皮肤有酸胀感为宜。

3 按摩间使穴
用拇指指腹按压间使穴3~5分钟，至皮肤有酸胀感为宜。

睡前揉搓两肋助睡眠

胁肋处是肝脏气血的运行通道，反复揉搓会使肝气运行更加通畅。睡前可先搓热两手，然后反复揉搓腰腹上部的胁肋使其发热，可疏肝理气，有助睡眠。

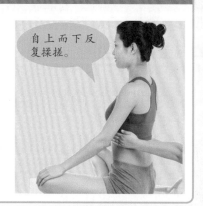

自上而下反复揉搓。

23:00

以后尽量保持入睡状态，**睡觉前可按摩，有助于睡眠。**

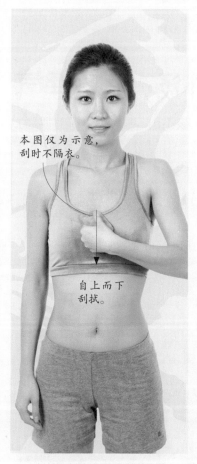

本图仅为示意，刮时不隔衣。

自上而下刮拭。

4 **刮痧膻中穴**
用角刮法刮拭膻中穴，以出痧为宜，至痧退后再刮第 2 次。

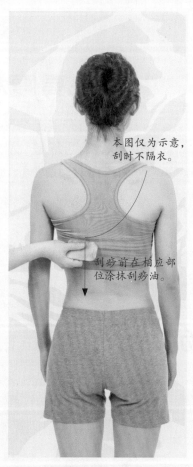

本图仅为示意，刮时不隔衣。

刮痧前在相应部位涂抹刮痧油。

5 **刮痧肝俞穴**
用面刮法刮拭肝俞穴，以出痧为宜，至痧退后再刮第 2 次。

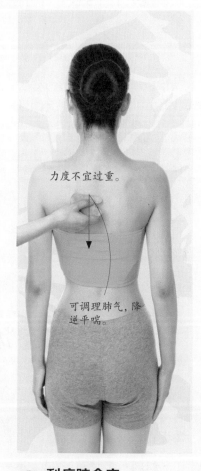

力度不宜过重。

可调理肺气，降逆平喘。

6 **刮痧肺俞穴**
用面刮法自上而下刮拭肺俞穴，以出痧为宜，至痧退后再刮第 2 次。

中药调养：疏肝，行气解郁

气郁体质者的药物调理主要从疏肝、理气、解郁着手，以香附、乌药、柴胡、川楝子、小茴香、青皮、郁金等疏肝、理气、解郁的中药为主。

疏肝 健脾 逍遥散，疏肝健脾

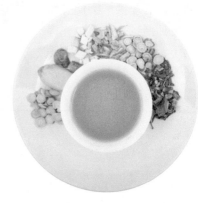

肝气郁结用逍遥散来调理，可疏肝健脾，养血调经，缓解胸胁胀痛、头晕目眩、月经不调等症状。

材料： 柴胡、当归、白术、茯苓、白芍各 30 克，炙甘草 15 克。

做法： 共为散，每服 6~9 克，煨姜、薄荷少许，共煎汤温服，1 日 3 次。亦可作汤剂，水煎服。

肝郁气滞较甚者，可加香附、郁金、陈皮同用。

化痰 理气 半夏厚朴汤，化痰理气

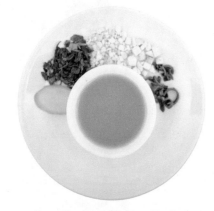

如果出现痰涎结聚，咳不出、咽不下，胸满喘急的症状，有可能是气滞痰瘀引起的，可用半夏厚朴汤来调理，以化痰理气、解郁。

材料： 半夏、茯苓各 12 克，厚朴 9 克，生姜 15 克，苏叶 6 克。

做法： 水煎 15 分钟即可服用。

苏叶、厚朴含挥发油，煎煮前宜先用清水浸泡半小时。

养心 安神 甘麦大枣汤，安神补脾胃

甘麦大枣汤可养心安神，补脾和中，适用于内腑燥热者，以及精神恍惚，时常悲伤欲哭不能自持者。

材料： 炙甘草 10 克，小麦 30 克，大枣 5 颗。

做法： 以上三味药加水适量，小火煎煮，取煎液 2 次，混匀。早晚温服。

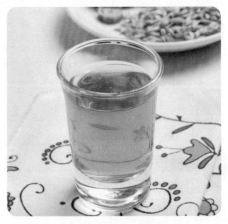

此方也适合有更年期综合征的女性。

运动调养：调神行气

气郁体质者应多参加体育锻炼及旅游活动。因为体育锻炼和旅游活动均能运动身体，畅通气血。尤其是旅游，既能欣赏自然美景，调畅精神，又能呼吸新鲜空气，沐浴和煦阳光。其他健身方式中，以太极拳、瑜伽等为宜，可开导郁滞之气。

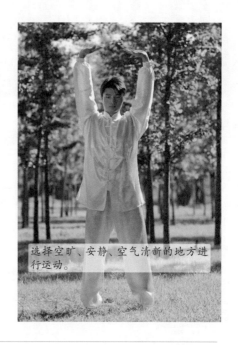

选择空旷、安静、空气清新的地方进行运动。

四季调养：
春夏早睡早起，秋冬劳逸适中

春应肝，主疏泄；夏应心，主神明。气郁体质的人多心情郁闷，愁绪纠结。随着气温的升高，气候逐渐变暖，气郁体质者应适当参加一些户外运动，放松心情。尤其在进入谷雨节气，自然界万物复苏时，应该做到早睡早起，在春光中舒展四肢，呼吸新鲜空气，以顺应春阳萌生的自然规律。

秋应肺，主宣发；冬应肾，主藏精。气郁体质者要平衡工作和生活，做到劳逸结合，还要注意房事有节，以免肾气亏损，身体衰弱，加重气郁症状。

精神调养：少生闷气多放松

忧思郁怒、精神苦闷是导致气血郁结的原因所在。气郁体质者性格多内向，缺乏与外界的沟通，情志不达时精神便处于抑郁状态。所以，气郁体质者的养生法也重在心理和精神调养，可通过以下方式进行精神调摄：多参加社会活动、集体文娱活动；常看喜剧、治愈系以及富有鼓励和激励意义的电影、电视剧；多听轻快、明朗、激越的音乐，以提高情志；多读积极向上、富有乐趣、展现美好生活前景的书籍，以培养开朗、豁达的性格；在名利上不计较得失，要胸襟开阔，知足常乐，不患得患失。

特禀体质：经常过敏

生活中有部分人一到春天就头疼不已，因为他们对花粉、尘螨、柳絮、动物毛发甚至冷空气特别敏感，西医称之为过敏体质，中医叫"特禀体质"。

测一测，你是特禀体质吗

1 明明没有感冒，还是喷嚏连连。☐

2 常被鼻塞、流鼻涕、流眼泪等困扰。☐

3 一闻到汽油味、油烟味就咳嗽、打喷嚏。☐

4 很容易对药物或油漆、涂料等过敏。☐

5 皮肤容易起荨麻疹，因为过敏出现过紫癜。☐

6 吃海鲜、蛋类后脸上常常会出现红血丝。☐

7 皮肤一抓就红，且红一片。☐

8 接触到花粉或刺激性气味常常会过敏。☐

9 眼睛经常红肿、发痒等。☐

10 闻到别人身上的香水味会打喷嚏。☐

11 接触宠物之后就会打喷嚏。☐

12 一用磨砂膏、去角质霜等深层清洁肌肤的用品，皮肤就会过敏。☐

13 在新装修好的房子里站一会儿，皮肤就会起点状或块状的红斑。☐

14 在炎热的夏天喝一点冷饮就会腹泻。☐

15 进出空调房，会连打好几个喷嚏。☐

分析结果

如果自己符合上述某一条症状就打"√"。

1~5 个"√"，说明身体易过敏，要及早改善体质。

6~10 个"√"，说明身体已经向特禀体质倾斜，一定要及时调理，提高免疫力。

11 个以上"√"，说明过敏反应相当严重，为了不影响正常的生活、学习、工作，需在医生指导下进行调治。

为什么经常过敏

特禀体质多是先天因素造成的，父母双方的体质特征影响着后代的体质。在所有体质类型中，特禀体质受遗传的影响最大。有调查显示，特禀体质者亲属患过敏性哮喘、过敏性鼻炎、湿疹等疾病的比例要比一般人群高很多。

外界环境是特禀体质的诱发因素。过敏是特禀体质的主要症状，特禀体质的人接触花粉、海鲜或尘螨时，容易产生过敏反应，这些都是外界环境引发的。

饮食调养：清淡饮食，合理搭配

特禀体质者应根据个人的实际情况制订不同的保健食谱。其中，过敏体质者要做好日常的预防和保养工作，避免食用致敏食物，减少发作机会。一般而言，饮食宜清淡，忌生冷、辛辣、肥甘油腻食物及各种"发物"，如酒、鱼、虾、蟹、辣椒、肥肉、浓茶、咖啡等。

特禀体质者慎吃食物

油炸食物 特禀体质者不宜吃油炸等太油腻的食物，这些食物会降低肠胃的消化能力。肠胃功能失常，免疫力就会下降，从而引发过敏。

螃蟹 螃蟹是容易造成过敏的海鲜之一，特禀体质者要尽量避免食用，以防出现皮肤红斑、腹痛、腹泻等症状。

虾 特禀体质者最好不要吃虾。因为虾会诱发特禀体质者的过敏症状，造成各种不良反应。

花生 花生是重要的食物过敏原之一，特禀体质者尽量避免食用。

蜜饯 蜜饯、果脯等食物为了方便保鲜储存，往往加入了一定量的食品添加剂，如抗氧化剂、防腐剂等，特禀体质者尽量少吃。

腰果 腰果是容易引发过敏的坚果，特禀体质者在食用前应特别留意，避免引起过敏反应。

特禀体质者宜吃食物

杨梅 杨梅具有良好的消烦、止渴、化痰、提神、健胃消食、脱敏等作用，非常适合易过敏之人食用。

红薯 红薯可补虚乏、益气力、健脾胃、强肾阴，特禀体质者经常食用能够强身健体，提高机体免疫力，预防过敏。红薯还有抗氧化、延缓机体衰老的功效。

黑米 黑米除了富含各种维生素和微量元素以外，还含有花青素，它是天然的抗氧化剂，能够清除自由基，改善缺铁性贫血，调节免疫力。

苹果 苹果味甘，性平，能生津润肺、补脑养血、安眠养神、解暑除烦。苹果还有益心气的作用，特禀体质者食用后能益气固表、健脾和胃、提高免疫力。

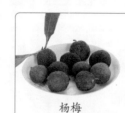

杨梅

- 性温，归肺经、胃经。
- 一般人群皆可食。
- 胃溃疡患者不宜食。

清热健胃 绿豆杨梅茶

此茶可抗过敏、健胃、清热解暑。杨梅 50 克，绿豆 100 克，白糖适量。绿豆、杨梅共煎取汁，加入白糖拌匀即可。

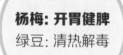

杨梅: 开胃健脾
绿豆: 清热解毒

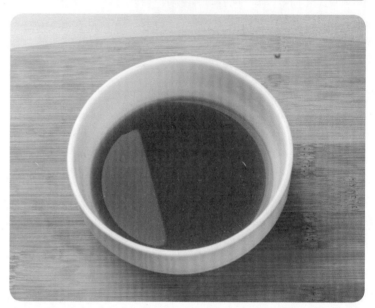

此茶尤其适合夏天饮用。

补虚强身 薯粉羹

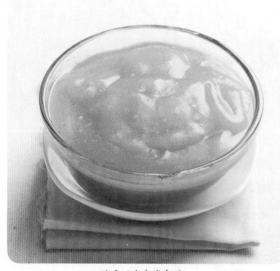

注意不宜空腹食用。

红薯: 抗氧化、抗过敏、补虚益气、健脾开胃

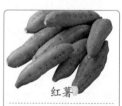

红薯

- 性平，归胃经、大肠经。
- 适宜便秘者。
- 胃酸过多及胃溃疡患者慎食。

此羹可补中益气，健脾益胃。红薯粉 200 克，白糖适量。在红薯粉中加少量凉开水调匀，再加适量沸水，加白糖调匀即可。

缓解过敏 黑米大枣粥

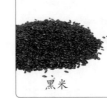

黑米

- 性温，归脾经、肝经、肾经。
- 适合产妇、失眠者。
- 白癜风患者不宜食。

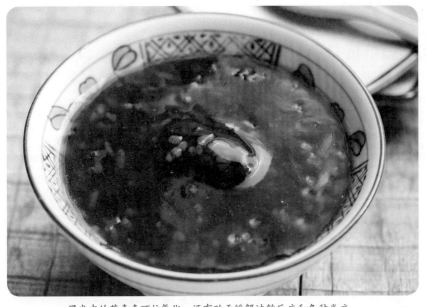

黑米中的花青素可抗氧化，还有助于缓解过敏反应和各种炎症。

此粥可养血补血，缓解过敏反应。黑米100克，大枣、白糖各适量。大枣、黑米分别洗净。锅中放入黑米和适量水，大火煮沸后改小火煮20分钟，放入大枣，最后放白糖即成。

提高免疫力 苹果酸奶

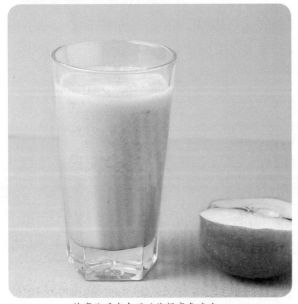

特禀体质者食用后能提高免疫力。

苹果：养心益气
酸牛奶：提高免疫力

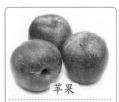

苹果

- 性平，归脾经。
- 一般人群均可食用。
- 肾炎患者慎食。

此饮品可补虚益气，润肠降脂。苹果1个，酸牛奶200毫升，蜂蜜适量。苹果用盐水浸泡，冲洗干净，连皮切块，放入榨汁机中搅打成汁。取苹果汁与酸牛奶、蜂蜜混合，搅拌均匀即可。

经络调养：益气固表，增强抵抗力

特禀体质者的治疗原则应以益气固表，增强抵抗力为主。可采用拔罐或按摩疗法对穴位进行刺激，能够起到一定的治疗效果。

按摩、拔罐穴位，可增强抵抗力

拔罐神阙穴，可培元固本，增强抗过敏能力；拔罐大椎穴，可振奋阳气，增强抵抗力；按摩迎香穴，可缓解过敏性鼻炎；按摩印堂穴，可疏通经络；按摩列缺穴，可缓解过敏性咳嗽、哮喘等。

拔罐时间
10分钟左右

按摩时间
3~5分钟

穴位疗法小贴士

注意事项

拔罐时，若局部有出血现象，起罐后要用医用酒精或碘酒消毒，再用纱布覆盖伤口，以防感染。

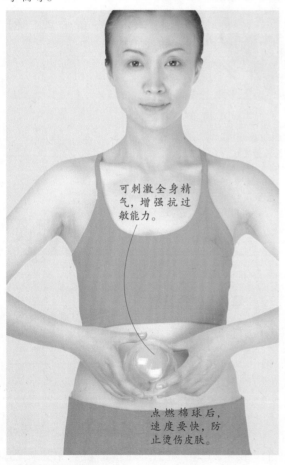

可刺激全身精气，增强抗过敏能力。

点燃棉球后，速度要快，防止烫伤皮肤。

① 拔罐神阙穴

点燃棉球，将火罐吸拔在神阙穴上，留罐10分钟左右。

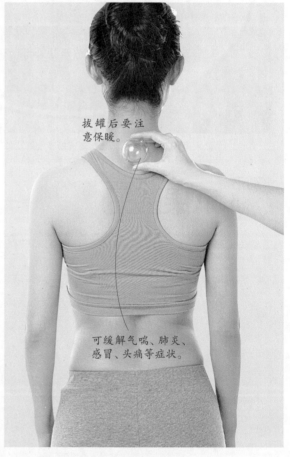

拔罐后要注意保暖。

可缓解气喘、肺炎、感冒、头痛等症状。

② 拔罐大椎穴

点燃棉球，将火罐吸拔在大椎穴上，留罐10分钟左右。

刺激肺经、大肠经，防过敏

与特禀体质关系密切的经络有手太阴肺经、手阳明大肠经。在这两条经络上进行按摩、刮痧，能够疏通经络，增强机体抗过敏能力。

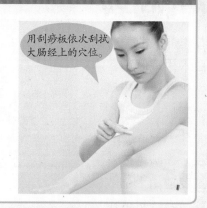

用刮痧板依次刮拭大肠经上的穴位。

5:00~7:00

大肠经当令，可在此时**对大肠经进行保养。**

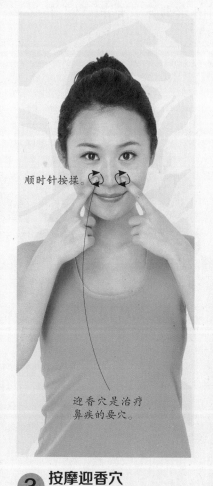

顺时针按揉。

迎香穴是治疗鼻疾的要穴。

3 **按摩迎香穴**
用两手食指指腹轻轻按揉迎香穴 3~5 分钟，以皮肤发热为宜。

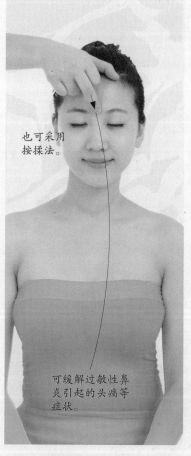

也可采用按揉法。

可缓解过敏性鼻炎引起的头痛等症状。

4 **按摩印堂穴**
用食指或中指点按印堂穴，以出现酸、麻、胀感觉为佳。

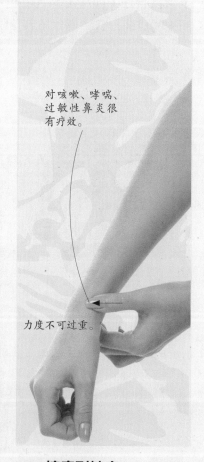

对咳嗽、哮喘、过敏性鼻炎很有疗效。

力度不可过重。

5 **按摩列缺穴**
用拇指指尖掐按列缺穴，以皮肤有酸胀感为宜。

中药调养:
玉屏风散, 益气固表

对于特禀体质的调节,推荐玉屏风散一方药。黄芪可用来补气、固表;白术用来健脾,脾胃之气固,则卫表之气方有生化之源;防风可祛风、散风,为风中之要药。三味药配伍相得益彰,其组成的玉屏风散具有益气、固表、止汗之功效,对于抵抗外邪入侵,预防感冒及改善过敏性疾病的功效明显,主要适用于过敏性鼻炎、荨麻疹以及易患伤风感冒者,也适用于常常自汗(虚汗)的人。也可用玉屏风颗粒,这是一道由中医经典方"玉屏风散"转化而来的成药,是特禀体质者预防感冒等传染性疾病的良方。

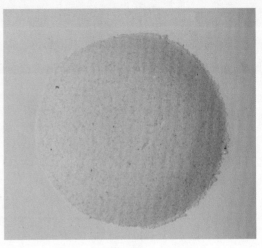

玉屏风颗粒。

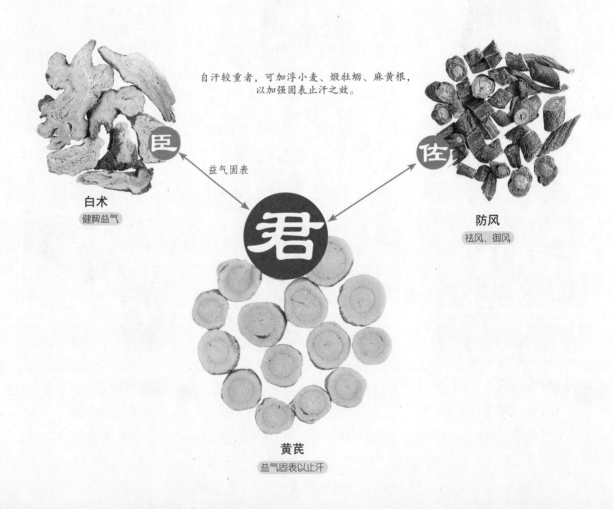

自汗较重者,可加浮小麦、煅牡蛎、麻黄根,以加强固表止汗之效。

臣

益气固表

白术
健脾益气

佐
防风
祛风、御风

君

黄芪
益气固表以止汗

运动调养: 减少户外活动,避免过敏

过敏体质的人由于皮疹经常光顾,不宜经常到户外运动,因此增加室内的运动来增强身体素质比较合适。另外,游泳也是一项不错的运动。

虽然导致过敏的原因很多,但身体抵抗力差是一个不可忽视的重要因素,所以增强抵抗力很重要。游泳可以锻炼全身的各个部位,增强肺活量,且游泳池内水温比较低,通过冷水刺激也可以提高身体的耐寒能力,以此达到增强体质的效果。此外,游泳时,水对肌肤、汗腺和脂肪腺进行冲刷,不仅促进了血液循环,使皮肤光滑有弹性,还大大降低了汗液中盐分对皮肤的刺激,有助于降低过敏的发生概率。

四季调养: 春季升阳,谨防过敏

阳春三月,春暖花开,此时是最容易诱发花粉过敏症的季节,所以春季出游时,要谨防花粉过敏,出门时要戴上口罩,尽量少去植物茂盛的地方,降低过敏发生的概率。

另外,在起居上也要避免接触过敏原。保持室内清洁、通风,被褥、床单要经常洗晒,可防止尘螨过敏。不宜在室内养宠物,以免对动物毛发过敏。起居应有规律,保证充足的睡眠。

情志调养: 戒除烦躁,心态平和

特禀体质是由遗传和先天因素造成的特殊体质,由于适应外界自然环境的能力很差,此类人群常处于敏感、多疑、焦虑、烦躁、抑郁等状态。因此在平时生活中,这种体质的人应培养广泛的兴趣爱好,培养乐观、积极的情绪。

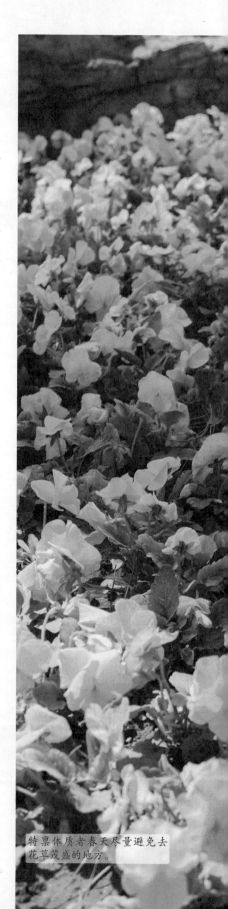

特禀体质者春天尽量避免去花草茂盛的地方。

平和体质：用心维持

平和体质是一种健康的体质，先天禀赋良好，后天调养得当，是以面色红润、精力充沛、脏腑功能强健为主要特征的一种体质状态。

测一测，你是平和体质吗

1 无论做什么事情，都是精力十足。 ☐

2 头发稠密，而且很有光泽。 ☐

3 和朋友一起吃饭的时候，总是很有胃口。 ☐

4 对金属、油漆等物质一般不会过敏。 ☐

5 性格随和、开朗。 ☐

6 出差到外地或者出国旅游，能很快适应当地的环境。 ☐

7 面色总是红润有光泽。 ☐

8 下午上班，别人都疲乏困顿时，自己觉得很有精神。 ☐

9 身材匀称健壮。 ☐

10 嗅觉十分灵敏。 ☐

11 就算别人鼾声四起，也能安稳地睡着。 ☐

12 天气变化或四季变化都不会对身体状态产生太大影响。 ☐

13 无论冬天多么寒冷，都不用穿得十分多，并且没有不适感。 ☐

14 不管冬天还是夏天，都能按计划去锻炼身体。 ☐

15 参加运动，别人都已疲乏无力时，自己还活力十足。 ☐

16 和别人交谈时，声音总是很洪亮。 ☐

17 能愉快地享用海鲜、蛋类食物而不发生过敏反应。 ☐

18 养着可爱的小宠物，也不会过敏。 ☐

19 至少会 3 项不同的体育运动。 ☐

20 二便总是很通利。 ☐

分析结果

如果自己符合上述某一条症状就打"√"。

1~9 个 "√"，说明身体离理想的平和体质状态还有距离，要注意调整自己的生活状态。

10~14 个 "√"，说明身体状况良好，一定要坚持合理的饮食调养和体育锻炼。

15 个以上 "√"，说明你拥有令人羡慕的平和体质，能在美食和运动中享受生活的快乐。

平和体质如何保养

平和体质虽然是一种健康理想的体质状态，但是在平时也要注意保养维持，饮食、运动、情绪、生活起居等方面要保持良好的习惯，以达到阴阳平衡；如果在这些方面不注意，时间久了，也会变为偏颇体质。

文武兼修，动静结合

现代人存在的一个大问题是运动太少，导致抵抗力下降，疾病丛生。动，可强健筋骨肌肉；静，可益心、肺、肝、肾、脑功能，只有文武兼修，动静结合，才能强健大脑，畅通气血，增强免疫功能。跳舞、旅游、登山、垂钓、打球、打太极拳、散步、跑步等都是运动的好方法，平和体质者适量运动是防止向亚健康状态以及疾病转化的重要措施之一。

定量饮食、喝水，定时锻炼

顺应四时，调摄生活，做到按时起床、按时睡觉；定量饮食、定量喝水；定时锻炼，按照适合自己的正常生物钟生活，若干扰和破坏生物钟，就如同逆水行舟，会使体质出现偏颇，形成疾病。

按摩保健，消除疲劳

平和体质者通过沐浴、泡脚、艾灸、按摩等方法，因时、因人、因地制宜地进行养生保健，可消除疲劳、增强体质，使自己从亚健康状态中解脱出来，达到养生防病的目的。

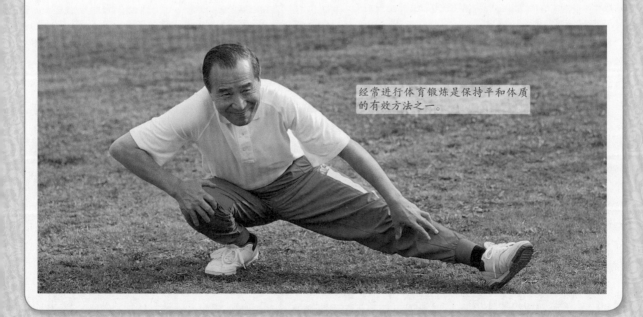

经常进行体育锻炼是保持平和体质的有效方法之一。

? 什么是气血

? 补充气血应该
吃哪些食物

? 怎样自测气血
是否充足

? 哪些日常坏习惯导致
气血不足

? 经常刺激哪些穴
位可以补气养血

气血不足，调理有方

　　人们常因为吃不好、睡不好、便不畅而苦恼。那么，这种问题产生的原因是什么？其实，根源在于气血，气血是生命的能源，气血充足，生命才有活力。气血不畅、亏虚，则各种疾病随之而来，如头晕、乏力、心悸、气短等，要想缓解这些问题，就要调理好气血。本章从饮食、穴位、运动等方面给出了一些调理气血的方法，让你从此不再为气血不足而烦恼。

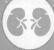

你知道什么是气血吗

气血是生命的能源，气血充足生命才有活力，气血亏虚人就会经常生病。那么气血到底是什么？

中医所说的气

中医讲的"气"和平常大家知道的"气"有很大的区别。我们一说"气"，立马想到的就是气体，比如无处不在的空气。而中医讲的"气"，主要有三种来源：一是肾精转化而来，又叫元气，具有激发和推动脏腑功能活动的作用；二是水谷精微之气，又叫营气，和调于五脏；三是吸入的自然界的清气。这三者有机结合而生成人体之气，为人体的生理活动提供能量。

中医所说的血

气构成了生命，但生命形成后，仅仅凭借气的力量还不能维持，必须依靠血液的循环和供养，才能使人体正常运转。人体血液的生成有两种途径，一是先天之血，靠肾精转化为血；二是后天之血，靠脾胃化生为血，就是把从食物中吸收来的水谷精微转化为营气，传入经脉中，经过心脉的气化而成为红色的血液，这就是中医所说的血。

气与血的关系

中医认为"血为气之母，气为血之帅"，气与血是相互依存、相互转化的。气能生血，气能行血，气能统血；血能化气，血能藏气，血能载气。血没有气的统帅和推动，就不能到达身体需要的地方；气没有血作为基础，就会变成身体内的邪火。气虚，人就会疲乏无力、食欲不振、气短懒言、面色苍白、头晕目眩；血虚，人就会心悸失眠、身体消瘦、面色萎黄、皮肤干燥，所以气与血互相依存，缺一不可。

气血是人体的后天之本

气血是人的后天之本，人体的五脏六腑、骨骼经络，乃至毛发皮肤都必须依靠气血的滋养，没有气血就没有生命。气血畅通、充足与否，成为决定一个人是否健康长寿的关键。如果一个人长期工作劳累、生活不规律，有可能会导致气血不足，那么能供给脏腑的动力和能量也会不够，脏腑为了维持正常的生命活动，必须超负荷运转，时间一长就会出现损伤，经络不通、脏腑功能损伤，生病也就不可避免了。因此可以说，气血掌握着人的生命，气血足，则身体强壮；气血虚，则百病丛生。

自测！你的气血充足吗

　　对于普通人来说，如何知道自己气血是否充足呢？其实，可以通过观察身体上的一些部位，如面部、舌头、手掌的变化，从而判断气血充足与否。同时人的精神状态也会反映身体气血的状况。通过对这四部分的观察，可以大致了解自己的气血状况。

四看分辨气血是否充足

项目	气血足	气血虚
看面部	·面色红润有光泽 ·眉毛浓密细长 ·眼睛炯炯有神 ·头发乌黑、浓密	·面色萎黄或者苍白、发暗、发青、发红，气色不好 ·脸上只有隐红而没有光泽，说明血足气不足 ·脸上有光泽但没有血色，说明气足而血不足 ·眉毛浅淡，稀少 ·眼睛无神，出现眼袋、黑眼圈等 ·头发出现干枯、脱落、变黄、变白、分叉现象
看舌象	·舌质湿润，呈淡红色 ·有一层薄薄的舌苔，表面湿润，不滑不燥	·舌质偏淡，表示伴有贫血、气血两亏，或者体内寒气较重 ·舌淡而舌边有齿痕，是典型的气虚特征 ·舌苔发白，说明体内有寒 ·舌苔变黑，说明体内的寒气越来越重 ·舌质偏淡白，则说明气虚
看手掌	·手一年四季都很温暖，而且手心、手背的温度差不多 ·用力展开手掌，如果红润，说明气血充足 ·除小指外，其余手指上都有半月痕，拇指的半月痕占到整个指甲的1/4，其他手指占整个指甲的 1/6~1/5	·双手常常是冰冷的，或者手心、手背温度差异大，表示气血不足或失衡 ·用力展开手掌，若不红润，并伴有头晕、心慌等症状，说明血虚 ·手掌毫无光泽，干燥，颜色偏黄或偏白，说明气血两亏、营养不良 ·手指颜色比手掌颜色深，发紫、发暗，说明血瘀 ·只有拇指上有半月痕，其余手指都没有，说明气血虚
看精力	·精力充沛，行动有力，说话声如洪钟，说明血液循环很顺畅，身体得到了气血的充分濡养 ·运动后，精力充沛、全身轻松，说明气血充足	·萎靡不振，举止畏缩，说话没有力气，说明血液循环很慢，气血不足 ·皮肤干枯无华，精力不够充沛，夜里还容易失眠，说明阳气衰，阴血少 ·运动后会出现胸闷、气短、疲劳难以恢复的状况，说明气血已经出现了亏虚

当心生活中的坏习惯，让你的气血越来越差

气血是培养健康的土壤，是生命保持活力的动力。人们常忽视抽烟、喝酒、减肥、熬夜、没有节制地吃喝等坏习惯对气血损伤的严重性。其实，正是生活中的一些坏习惯，让我们的气血越来越差。

寒凉食物影响气色

有些人喜欢吃冰激凌、雪糕、冰镇水果，喝冰冻饮料，天气热的时候更是如此。还有一些人爱吃海鲜，这些基本上都是寒凉食物，经常食用容易导致脾胃受损，中阳不足。

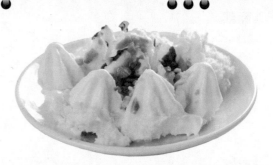

体质偏寒者尽量少吃或不吃冰激凌等寒凉食物。

《黄帝内经·素问·调经论》中说："血气者，喜温而恶寒，寒则泣不能流，温则消而去之。"意思就是气血在温暖的环境里就会运行畅通，而在寒冷的环境中就会流通不畅。体质偏寒者最怕寒气，如果再吃寒凉食物，体内就会形成寒冷的环境，容易造成气血运行不畅。气血不畅首先表现出来的就是面色苍白或萎黄，没有血色，气色不好。

经常熬夜，损耗气血脸色差

随着工作压力的增大，熬夜加班已经成了家常便饭。熬夜不仅让人精神疲惫，面容憔悴，最大的危害是损耗气血。民间有"子时大睡"的说法。也就是说晚上 23 点到凌晨 1 点的时候一定要处于睡眠状态，因为在这个时候，你的大脑、机体和五脏在劳累了一天之后，都处在休息睡眠的状态，是以最低能耗运转的。如果此时还不入睡，那么你的任何动作都会格外地耗费气血，熬夜次数多了，就会导致气血不足，一系列疾病就会找上门。

此外，睡觉时身体平躺，气血运行比较通畅，没有阻碍。而熬夜时，一般是直立或坐立的状态，该回血的地方可能回不了血，那么气血就会运行不畅。比如，腿下垂的时候会受到重力的影响，气血不易循环流通，就会导致气血阻滞，形成阻塞。

"美丽冻人"，当心寒从体入

现代人，尤其是女性，为了追求美，喜欢在夏天穿露背、露肚脐、露肩装，秋天穿露脚踝的裤子，殊不知这些被暴露的部位，很容易遭受寒邪的侵袭。人体的脊椎、背部、大腿等部位有很多重要的穴位经过，尤其是肚脐，内通五脏六腑，是腹部柔弱部位，容易受伤、受凉。如果经常暴露，使寒气入侵，就会导致气血遇寒结"冰"，以致气血流通不畅，形成血块，阻挡气血的正常运行，气血瘀滞阻塞，疼痛随之而来。

长期久坐不动，容易气血不畅

上班族大多在室内办公，长期伏案工作，严重缺乏运动，尤其是下半身特别容易气血运行不畅，产生水肿，肥胖。所以，平时上班的时候注意劳逸结合，不要总是坐在座位上，要时不时活动一下，既有利于通畅气血，也有利于放松精神。很多女性为了保持完美形象，夏天经常穿短裙，

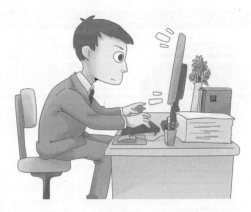

长期久坐不动容易影响气血循环。

但长期待在空调房里，很容易让寒气瘀滞在子宫里，从而引起痛经，所以在空调房中要注意腹部、腿部的保暖，可以准备一张毛毯盖在身上，以保暖。

不注重脚部保暖，难免病从脚入

俗话说"病从寒起，寒从脚生"，脚是人身体中最"接地气"的部位，也是最容易受寒的地方。一些经常穿凉鞋、拖鞋的人，脚很容易受凉，时间久了容易引起气血不调。

脚是周身百脉汇聚之处，是三阴经之始、三阳经之终，许多重要穴位都在脚部交错汇聚，被称为人体的第二心脏。但它远离心脏，又长时间下垂，血流缓慢，循环不畅，极易出现气血不足的状况，而且脚部皮下脂肪薄，保温性能差，人体最先感到冷的地方就是脚。脚部寒凉在无形中又会造成脾、胃等功能的减弱，从而引发一系列的疾病，因此脚部的保暖很重要。冬天寒冷，要穿上长筒袜，保护好脚踝，防止寒邪入侵。

吃对食物，养出好气色

补养气血，以食补为主。因为气血生化的源头是脾胃，脾胃通过消化食物为人体提供营养，再通过脏腑的作用化生为血液，以维持机体生长发育，补充身体活动所需。在众多的补气养血食物中，我们精选了10种补气血的佳品。

10 种补气养血推荐食材

食材	主要功效	营养成分	可缓解的症状
黑米	滋阴补肾 补益暖胃 益气活血	含蛋白质、碳水化合物、B 族维生素、维生素E、钙、磷、钾、镁、铁、锌等营养成分	头昏、目眩、贫血、白发、腰膝酸软、夜盲、耳鸣、大便秘结、小便不利、肾虚水肿、食欲不振等
黑芝麻	滋补肝肾 养血明目	含有大量的脂肪和蛋白质，还含有糖类、维生素 A、维生素E、卵磷脂、钙、铁、铬等营养成分	眩晕、眼花、视物不清、耳鸣耳聋、头发早白、贫血等
樱桃	益气健脾 清血热 补血	含糖、枸橼酸、酒石酸、胡萝卜素、维生素C、铁、钙、磷等营养成分	少食腹泻、口舌干燥、腰膝酸软、四肢乏力、遗精、头晕、心悸、面色无华、面部雀斑等
大枣	益气补血 健脾和胃	富含维生素，其中维生素P含量尤为丰富	气血不足、营养不良、心慌、失眠、贫血、头晕等

食材	主要功效	营养成分	对应病症
桂圆	补心脾 益气血	含葡萄糖、蔗糖、B族维生素等，还富含蛋白质和多种矿物质	贫血、失眠、健忘、惊悸、眩晕、神经衰弱等
山药	健脾补气 补肾益精气 降血糖	含有维生素C、维生素E、黏液蛋白、淀粉酶、皂苷、多酚氧化酶等多种营养成分	气虚衰弱、消化不良、泄泻、遗精、遗尿、骨质疏松、糖尿病等
莲藕	清热凉血 补益气血	含淀粉、蛋白质、天门冬素、维生素C以及氧化酶等	肝病、便秘、糖尿病等
胡萝卜	健脾养胃 滋养气血	富含胡萝卜素、维生素 B_1、维生素 B_2、花青素、叶酸、植物纤维等营养成分	肝血亏虚引起的视力下降、夜盲症、消化不良和呃逆等
牛肉	补益脾胃 安中益气	含B族维生素、烟酸、钙、磷、铁、胆甾醇等营养成分	久病体虚、面色萎黄、气短、大便泄泻、水肿、头昏目眩等
乌鸡	补肝益肾 益气补血	含丰富的蛋白质、B族维生素、多种氨基酸和微量元素，其中烟酸、维生素E、磷、铁含量较高	女性月经不调，老人体虚血亏等

精选 12 种补气血食谱

滋阴补血 ## 黑米银耳大枣粥

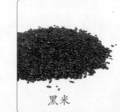

- 性温,归脾经、肝经、肾经。
- 适合产妇、失眠者。
- 白癜风患者不宜食。

黑米

　　此粥滋阴补血,美容养颜。 黑米 100 克,银耳 10 克,大枣 5 颗。黑米洗净;银耳泡发撕小块;大枣洗净去核切小块。三者一同放入锅中,加水煮成粥即可。

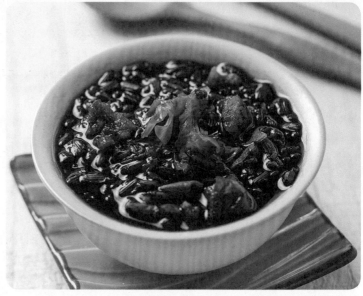

黑米: 益气活血
大枣: 健脾补血
银耳: 滋阴润肺

黑米提前浸泡,更易煮烂。

益气补血 ## 当归大枣牛尾汤

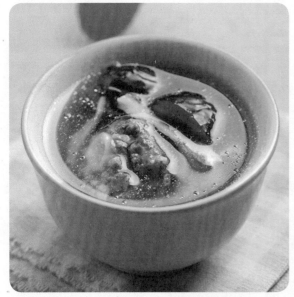

大枣: 补气养血
当归: 补血活血
牛尾: 补气养血、强筋骨

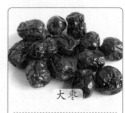

大枣

- 性温,归脾经、胃经。
- 适合失眠、头晕者。
- 糖尿病患者不宜食。

牛尾也可用牛肉代替,也有很好的补血效果。

　　此汤可益气补血,增强抵抗力。 牛尾 200 克,当归 20 克,大枣 2 颗,姜片、料酒、盐各适量。当归洗净入砂锅,加水大火煮沸,转小火煮 20 分钟,去渣取药汁。牛尾洗净,切块;大枣洗净,去核。将除盐、料酒外的原料都放入砂锅中,大火煮沸,倒入料酒,转小火煮熟,倒入药汁,再次煮沸,加盐调味即可。

健脾养血 黑芝麻粥

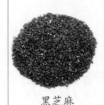

黑芝麻

- 性平，归肝经、肾经、大肠经。
- 一般人群均可食用。
- 便溏、腹泻者忌食。

此粥可健脾养血，抗衰老。黑芝麻 30 克，糯米 60 克，冰糖适量。将黑芝麻、糯米分别洗干净，放入锅中，加适量水煮成粥。待粥将熟时，放入冰糖，再稍煮片刻即可。

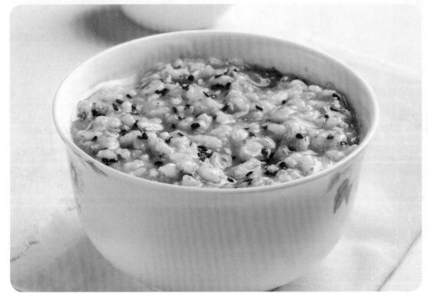

黑芝麻中含有抗氧化剂，常吃可抗衰老，提升气色。

益气健脾 银耳樱桃粥

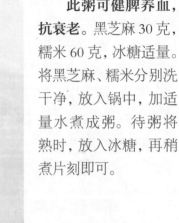

樱桃

- 性微温，归脾经、胃经。
- 一般人群均可食用。
- 糖尿病患者少食。

樱桃：益气补血
银耳：滋阴润肺
冰糖：养阴生津

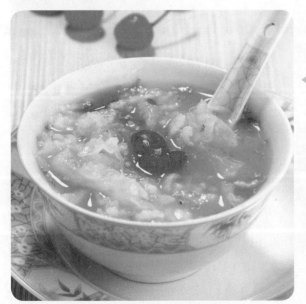

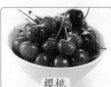

此粥可益气健脾，清血热。银耳 20 克，樱桃 30 克，粳米 80 克，糖桂花适量。银耳泡发，去蒂洗净；樱桃洗净，去核；粳米洗净。将粳米放入锅中，加水煮粥，待粥快熟时，放入银耳、樱桃和糖桂花，稍煮片刻即可。

樱桃含铁丰富，缺铁性贫血患者可常吃。

气血双补 桂圆枸杞子鸡汤

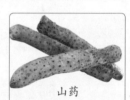

桂圆

- 性温，归心经、脾经。
- 适合体质虚弱者。
- 上火时不宜吃。

此汤气血双补，补虚养身。鸡胸肉 400 克，桂圆肉 30 克，枸杞子 10 克，盐适量。鸡胸肉洗净切块，略汆；枸杞子洗净。鸡块同桂圆肉、枸杞子一同放入砂锅内，加水，小火炖熟，加盐调味即可。

桂圆：健脾补血
枸杞子：滋补肝肾
鸡胸肉：滋补养身

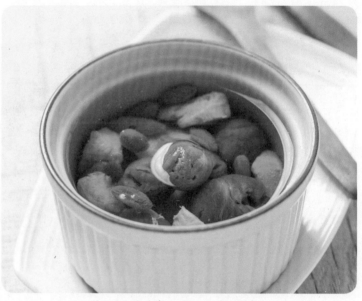

桂圆还可安神养心，适合长期失眠者。

补肾益气 黄芪山药粥

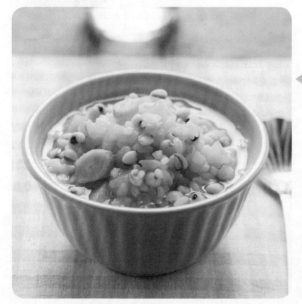

处理山药时尽量避免黏液接触皮肤，防止过敏。

山药：补肾益气
黄芪：补气健脾

山药

- 性平，归脾经、肺经、肾经。
- 消化不良者宜食。
- 糖尿病患者少食。

此粥补肾益气，祛湿消肿。黄芪、山药各 30 克，薏米、粳米各 50 克。山药去皮洗净，切小丁；黄芪洗净；薏米、粳米洗净。将所有原料放入锅中，加适量水煮至烂熟即可。

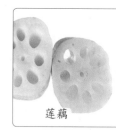

生藕性寒，熟藕性温，
归心经、脾经、肺经。

适合出血性疾病患者。

痛经患者慎食生藕。

莲藕

健脾补血 莲藕大枣汤

此汤可补益脾胃，益血生肌。 莲藕半节，大枣 4 颗。莲藕去皮，洗净，切块；大枣洗净。将所有原料放入砂锅中，加适量水，大火煮沸，再用小火煲 40 分钟即可。

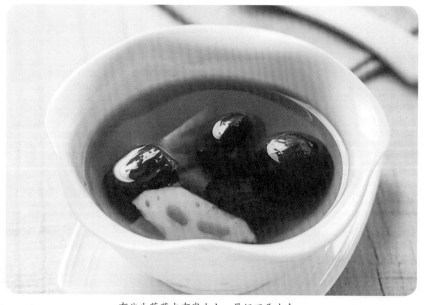

有些生莲藕中有寄生虫，最好不要生食。

补血养肝 胡萝卜羊肉粥

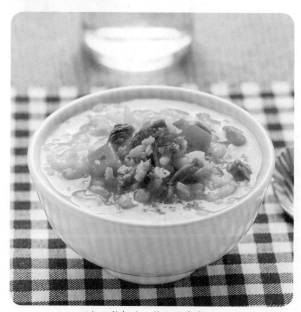

可加入枸杞子，补血效果更好。

胡萝卜：补血养肝
羊肉：补肾壮阳
陈皮：理气健脾

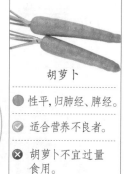

胡萝卜

性平，归肺经、脾经。

适合营养不良者。

胡萝卜不宜过量食用。

此粥健脾补血，滋补肝肾。 羊肉、胡萝卜各 50 克，粳米 100 克，陈皮、盐、胡椒粉各适量。羊肉余烫，切末；胡萝卜洗净切小块；粳米洗净。将除盐、胡椒粉外的所有材料放入砂锅中，大火煮开转小火熬煮，煮至粥黏稠时，加盐、胡椒粉调味即可。

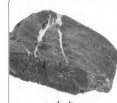

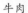

牛肉

- 性平,归脾经、胃经。
- 适合体虚、血虚者。
- 高脂肪、高胆固醇者不宜多食。

补血养血 枸杞子牛肉汤

此汤补血养血,滋补肝肾。牛肉300克,胡萝卜1根,土豆1个,枸杞子10克,盐适量。牛肉切块,汆烫;胡萝卜、土豆分别去皮,洗净切块。将除盐、枸杞子外所有材料放入砂锅中煮熟,最后加枸杞子、盐略煮即可。

牛肉: 补虚补气
枸杞子: 滋补肝肾
土豆: 健脾益胃

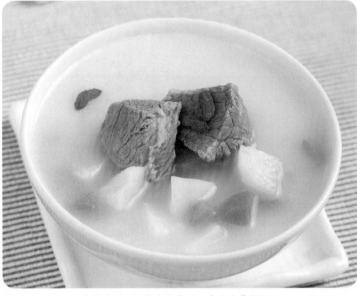

烹饪时放一点橘皮或茶叶,牛肉更易煮烂。

补气补血 黄芪乌鸡汤

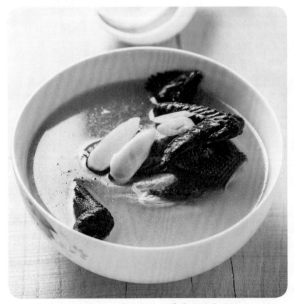

乌鸡可滋阴补肾,是补虚劳,养身体的食疗佳品。

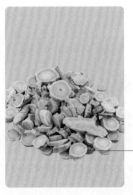

乌鸡

- 性平,归肝经、肾经。
- 适合体虚血亏者。
- 感冒发热、咳嗽痰多者不宜食。

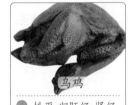

黄芪具有较好的补气功效。

此汤可气血双补。乌鸡1只,黄芪10克,生姜片、葱段、盐各适量。乌鸡洗净,去内脏;黄芪洗净。将乌鸡和黄芪放砂锅内,加入适量清水,再放入生姜片和葱段,煮至烂熟,加盐调味即可。

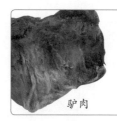

- 性平，归心经、肝经。
- 适合久病气血虚者。
- 慢性肠炎患者慎食。

驴肉

补气养血 驴肉清汤

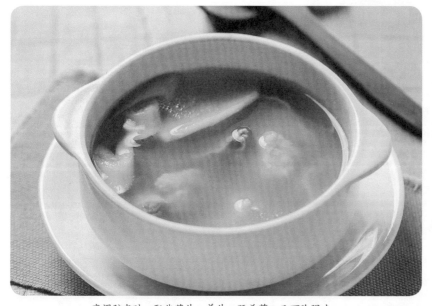

此汤可补气养血，滋阴壮阳。 驴肉 200 克，料酒 25 克，葱段、生姜片、蒜片、盐各适量。驴肉洗净，切块，用开水氽一下。将驴肉、葱段、生姜片、蒜片放入砂锅中，加适量清水，大火煮沸，再放入料酒煮熟，最后加盐调味即可。

烹调驴肉时，配些蒜片、姜片，既杀菌，又可除腥味。

养肝补血 陈皮枸杞子猪肝汤

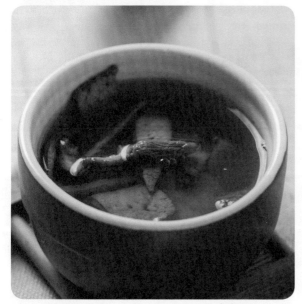

猪肝：养肝补血
枸杞子：养肝明目
陈皮：理气健脾

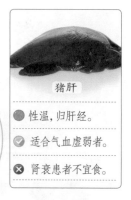

猪肝

- 性温，归肝经。
- 适合气血虚弱者。
- 肾衰患者不宜食。

此汤可行气活血，养肝明目。 猪肝 100 克，陈皮、枸杞子、生姜丝、料酒、盐各适量。陈皮、枸杞子洗净；猪肝洗净，切片，略氽，用料酒和生姜丝腌制 10 分钟。锅中放陈皮、枸杞子，加适量水，大火煮沸后再放猪肝片，转小火煮至猪肝熟透，加盐调味即可。

猪肝要现做现切，如果放置时间太长营养会流失。

滋补药膳，吃出好气血

滋阴补血 阿胶核桃大枣汤

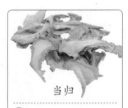

- 性平，归肺经、肝经、肾经。
- 适合血虚、眩晕者。
- 经期女性不宜食用。

阿胶

此汤滋阴补血，活血调经。 阿胶 6 克，大枣 3 颗，核桃仁 5 克，红糖适量。大枣洗净。大枣、核桃仁加适量水大火烧开，阿胶捣碎置于锅内，转小火煮至阿胶溶化，放入红糖调味即可。

阿胶: 滋阴补血
大枣: 健脾补血
核桃仁: 补肾
活血

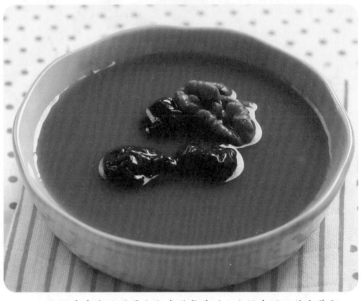

阿胶中富含胶原蛋白和多种氨基酸，女性食用可美容养颜。

补气补血 人参当归猪心汤

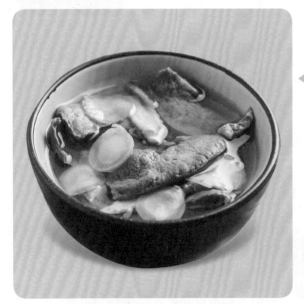

当归补血，人参补气，此汤气血双补。

当归: 补血和血
人参: 补气回阳
猪心: 安神补虚

当归

- 性温，归肝经、心经、脾经。
- 适合眩晕、血虚患者。
- 大便溏泄者慎食。

此汤可补气补血，补虚安神。 猪心 1 个，人参 10 克，当归 15 克，盐适量。人参、当归洗净切片；猪心洗净，切片，略汆。人参片、当归片、猪心片一起放入锅内，加清水适量，小火炖至熟烂，最后加盐调味即可。

益气补血 党参黄芪瘦肉汤

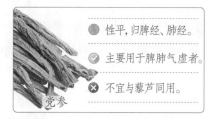

- ● 性平，归脾经、肺经。
- ✓ 主要用于脾肺气虚者。
- ✗ 不宜与藜芦同用。

党参

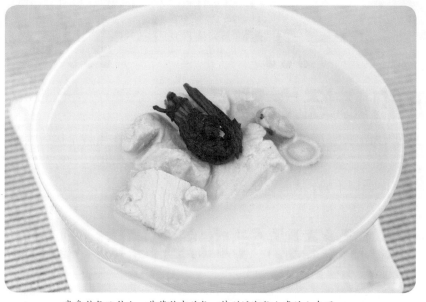

此汤可补气益血，增强体质。党参 12 克，黄芪 10 克，升麻 5 克，猪瘦肉 100 克，盐适量。猪瘦肉洗净，余去血水，切成块；党参、黄芪、升麻洗净。将除盐外的所有材料放入锅中，加适量水，炖至猪瘦肉熟烂，最后加盐调味即可。

党参补气又补血，黄芪补中益气，特别适合气血虚的人食用。

养血安神 何首乌海参汤

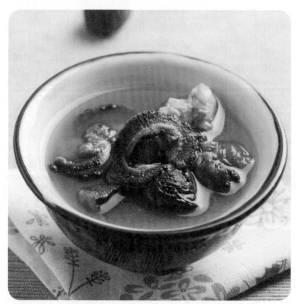

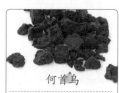

何首乌

何首乌：安神养血

海参：补肾壮阳

- ● 性微温，归肝经、心经、肾经。
- ✓ 适合头发早白者。
- ✗ 泄泻患者、儿童慎用。

此汤可安神养血，补肾益精。猪瘦肉 100 克，何首乌、桂圆肉各 20 克，海参 30 克，盐适量。海参用水浸软，洗净切片。将除盐外的材料放入锅内，加清水煮开，转小火煲至熟透，加盐调味即可。

海参也适宜气血不足、营养不良者食用。

疏通经络，气血畅通

中医认为，经络是运行气血、联系脏腑和体表及全身各部的通道，是人体的调控系统。运行气血是经络的重要作用。气血是人体生命活动的物质基础，必须通过经络才能输布周身，以温养濡润各脏腑、组织和器官，维持机体的正常生理功能。所以，只有疏通人体的经络，气血才能运行通畅。

经络：气血的必经之路

人体经络系统以十二经脉为主体呈网状遍布全身，这些经络的重要作用就是运行气血、调节平衡。一天之中，人体内的气血会依照时间顺序依次游走于各经络。如果这些经络出现问题或是不通畅，就会导致气血循环不畅，从而引发身体的各种病症。

一天之中 12 条经脉气血运行时间

 胆经 **午夜 23 点至凌晨 1 点（子时）**
是气血进入胆经最旺的时段，也是身体休养及修复的开始。胆分泌的胆汁帮助消化食物。如果胆经出问题，就容易出现头晕目眩、耳鸣、胸胁疼痛、失眠多梦、胆怯易惊等症状。

 大肠经 **早晨 5~7 点（卯时）**
是气血流注于大肠经的时段。大肠运送排泄废物，如果饮食失调、误食不洁食物或其他脏腑失调，都会引起大肠疾病。大肠经有问题就易出现口干舌燥、腹胀腹痛、大便溏稀、肛门灼热、大便带脓血等症状。

肝经 **凌晨 1~3 点（丑时）**
是肝经气血最旺的时段。肝脏能贮藏、分配和调节全身的血液及疏导全身功能活动，使气血调和。如果肝经出问题，就会有两胁肋胀痛、胸闷不舒、口苦欲吐、黑斑、眼袋、头晕目眩等症状。

 肺经 **凌晨 3~5 点（寅时）**
是气血进入肺经、由阴转阳的关键时段，应注意肺经的保养及身体对温度的调节。肺经有问题，就会出现发热怕寒、鼻塞流涕、头痛、气喘胸闷等症状。

胃经 上午 7~9 点（辰时）

气血流注胃经，此时吃进去的食物最易被消化吸收、代谢利用，为人体提供一天所需的热量。胃是消化食物并转化为全身营养的枢纽，暴饮暴食或是外邪入侵会出现胃胀、胃痛、呕吐、口臭等症状。

脾经 上午 9~11 点（巳时）

是气血流注于脾经的时段，也是气血最旺的时段。此时不宜食用过于燥热的食物。如果脾脏虚弱就易出现胃口不佳、头晕、面色萎黄、腹胀、易打嗝的症状。

心经 中午 11~13 点（午时）

是心经气血充盈的时段，应该调养休息。心主血脉和神志，如果血脉运行有障碍，会引起急躁失眠、口舌糜烂、贫血、心律不齐、心力衰竭、神志错乱等症状。

小肠经 午后 13~15 点（未时）

是气血流至小肠经的时段。小肠具有分别清浊及吸收的功能。如果饮食习惯不好，损伤脾胃，也会引起小肠疾病。小肠虚弱时，容易出现腹部胀痛、腹泻、食欲不振等症状。

三焦经 晚上 21~23 点（亥时）

是气血流注于三焦经最旺盛的时段。人体诸气水液皆通过三焦而输布到各脏腑或排出体外。如果遇到障碍，容易出现听觉模糊，喉部或眼睛疼痛，耳鸣，肩臂、手肘、前臂疼痛，水肿等症状。

心包经 晚上 19~21 点（戌时）

是心包经气血充沛的时段。心包是指心脏外围组织，可以保护心脏不受外物入侵，但如果有病毒侵犯就会发生病变而出现掌心发热、腋窝或胸胁肿胀、心悸不安等症状。

肾经 傍晚 17~19 点（酉时）

是气血流注肾脏的时段。肾经负责协调阴阳两种基础生命能量，和心、肝、脾、肺四脏的联系都很密切。如果肾虚则会出现精神萎靡、腰膝酸软、头晕耳鸣、失眠健忘等症状。

膀胱经 下午 15~17 点（申时）

是气血流注膀胱经的时段。膀胱是泌尿系统的主要器官，能储存和排泄尿液。膀胱虚弱时容易出现小便不畅或次数多、混浊不清，或有脓血、遗尿、尿痛等症状。

经常刺激 8 个穴位，补气又活血

培元补虚 气海穴，补益元气的要穴

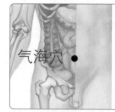

气海穴具有温阳益气、培元补虚、涩精止遗的功效，可调理气机不畅。按摩气海穴：用拇指指腹按压气海穴3~5分钟，以有酸胀感为宜。

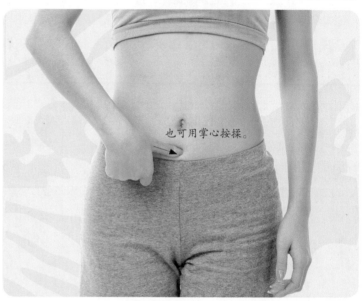

也可用掌心按揉。

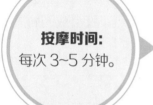

按摩时间：
每次 3~5 分钟。

按压力度由轻渐重。

补中益气 关元穴，补益元气，强身健体

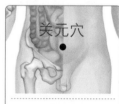

艾灸时间：
每次 10~15 分钟。

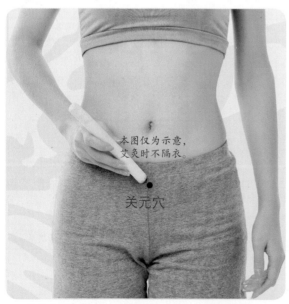

本图仅为示意，艾灸时不隔衣。

关元穴

关元穴还有补益下焦的作用，能治疗生殖系统疾病。

关元穴为关藏人身元气之处，为阴中之阳穴，可补中益气，温肾壮阳。艾灸关元穴：点燃艾条，距离皮肤3~5厘米，温和灸关元穴10~15分钟，灸至皮肤产生红晕为宜。

活血通络 阳池穴，振奋阳气调三焦

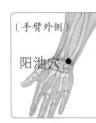

（手臂外侧）

阳池穴

快速取穴：
在腕后区，抬臂垂腕，背面，由第 4 掌骨向上推至腕关节横纹，可触及凹陷处。

　　阳池穴可激发脏腑之气，具有改善血液循环，将阳气通达四肢的作用，能迅速缓解手脚冰凉的症状。艾灸阳池穴：点燃艾条，距离皮肤 3~5 厘米，温和灸阳池穴 10~15 分钟，灸至皮肤产生红晕为宜。

艾灸时间：
每次 10~15 分钟。

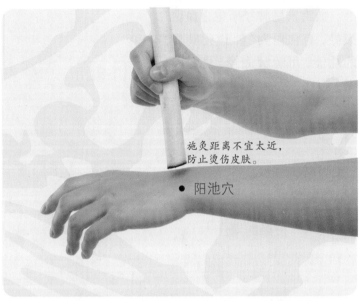

施灸距离不宜太近，防止烫伤皮肤。

阳池穴

阳池穴是三焦经的原穴，有激发阳气、沟通表里、通调三焦的作用。

益气安神 内关穴，补益气血安心神

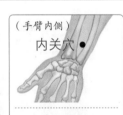

（手臂内侧）

内关穴

快速取穴：
在前臂前区，从腕横纹向上 3 横指，两索状筋之间即是。

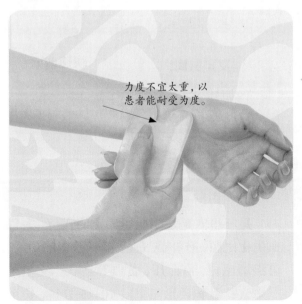

力度不宜太重，以患者能耐受为度。

刮痧时间：
每次 3~5 分钟，至痧退后再刮第 2 次。

　　内关穴是心包经上的穴位，可宁心安神，理气止痛，缓解心痛、心悸、失眠、胃脘疼痛等症状。刮痧内关穴：用面刮法从上向下刮拭内关穴 3~5 分钟，刮至出痧为宜。

冬季多刺激内关穴，可以畅通气血，保养心脏。

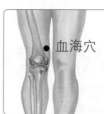

快速取穴：
在股前区，屈膝90°，手掌伏于膝盖骨上，拇指与其余四指成45°，拇指指尖处即是。

**补血
活血** ## 血海穴，天然的补血要穴

血海穴是脾经所生之血聚集处，有化血为气、运化脾血的功能，可缓解痛经、月经不调、腹胀、贫血等症状。按摩血海穴：用拇指指腹按揉血海穴3~5分钟，以有酸胀感为宜。

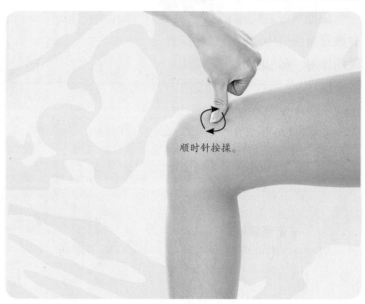

顺时针按揉。

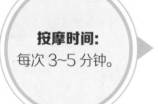

按摩时间：
每次3~5分钟。

在上午9~11点气血流经脾经时按摩血海穴，补血效果更佳。

**补益
气血** ## 足三里穴，益气血，补元气

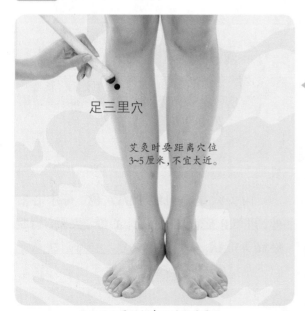

足三里穴

艾灸时要距离穴位3~5厘米，不宜太近。

足三里穴是强壮身心的保健要穴。

艾灸时间：
每次10~15分钟。

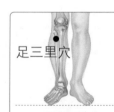

足三里穴

快速取穴：
站位弯腰，同侧手虎口围住髌骨上外缘，余四指向下，中指指尖处即是。

足三里穴是足阳明胃经上的穴位，为气血生化之源，有补益气血、健脾益胃的功效，可缓解感冒、高血压、贫血等症状。艾灸足三里穴：温和灸足三里穴10~15分钟，灸至皮肤产生红晕为宜。

行气活血 三阴交穴，健脾和胃生气血

三阴交穴是脾经、肝经、肾经三条经络交会的穴位，具有健脾和胃、调补肝肾、行气活血等功效，主治腹胀、腹痛、呕吐、月经不调等。艾灸三阴交穴：温和灸三阴交穴 10~15 分钟，灸至皮肤产生红晕为宜。

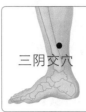
三阴交穴

快速取穴：
在小腿内侧，正坐，胫骨内侧面后缘，内踝尖向上 4 横指处即是。

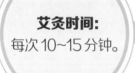
艾灸时间：
每次 10~15 分钟。

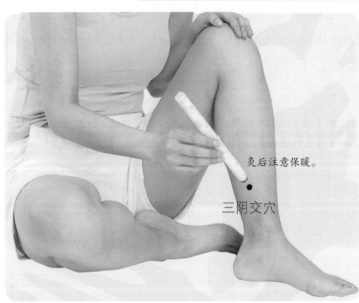
灸后注意保暖。
三阴交穴

三阴交穴是妇科要穴，女性可常灸。

益精补肾 涌泉穴，强肾安神促睡眠

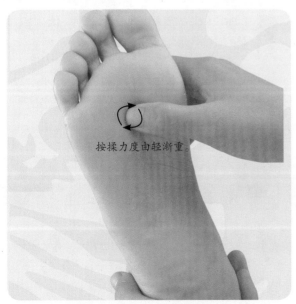
按揉力度由轻渐重。

按摩前可先泡脚，促进血液循环。

按摩时间：
每次 3 分钟左右。

涌泉穴

快速取穴：
足底前 1/3 处可见有一凹陷处，按压有酸痛感处即是。

涌泉穴为足少阴肾经的起源，具有益精补肾、滋养五脏六腑的作用，主治神经衰弱、头晕、眼花、小便不利等症状。按摩涌泉穴：用拇指指腹适当用力按揉涌泉穴 3 分钟左右，以有酸、麻、胀感觉为佳。

简单瑜伽天天练，气血充足面色红润

　　生命在于运动，对女性来说更是如此。因为好身材、好皮肤都离不开持久健康的运动。运动能够让气血活起来，促进新陈代谢，气血活了，气色自然红润，身材也会越来越好。而瑜伽是一种很好的选择，既可以促进气血循环，还能塑形减肥。下面介绍几套瑜伽动作，经常练，气血充足不衰老。

肩桥式瑜伽，安神助眠

　　良好的睡眠有助于促进气血的生成，缓解身体的疲劳感。若是经常睡眠不足，脏腑、子宫、卵巢就会早衰。气血不足也会导致肌肤发黄、发暗，免疫力下降，容易患病。总之，保持好睡眠，是延缓衰老、精力充沛必不可少的。可以经常做肩桥式瑜伽，有助于促进睡眠。

平躺时深呼吸几次。

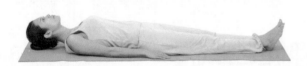

1 平躺在瑜伽垫上，两手臂放在身体两侧，掌心朝下，全身放松。

上半身保持不动。

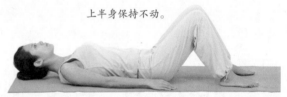

2 两腿分开，与肩同宽，将小腿往小腹部移动，小腿与大腿呈直角。

抬高身体时运用腹部、大腿和臀部肌肉的力量。

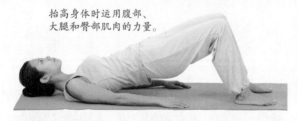

3 头部和肩部贴在瑜伽垫上，吸气，将臀部、腰部、背部尽可能往上抬。

从背部落下过程中保持腹部肌肉紧绷。

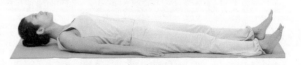

4 保持一会儿，呼气，从背部一点点往下慢慢落下。回到起始动作，闭目，全身放松。

眼镜蛇式瑜伽，缓解腰酸背痛

上班族经常久坐不动，容易腰酸背痛，颈椎也不好，这是气血循环不畅造成的。这时不妨练习眼镜蛇式瑜伽。这套瑜伽动作有助于增强脏腑功能，减缓背部、颈部的压力，帮助脊柱恢复弹性，还能促进盆腔部的气血循环，调节激素的分泌。

身体与地面贴紧。

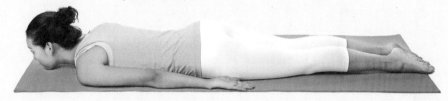

1 俯卧位平躺在瑜伽垫上，掌心向上。

屈臂放于胸部两侧。

2 小腿贴地面，下巴靠在瑜伽垫上，后背与头呈一条直线。

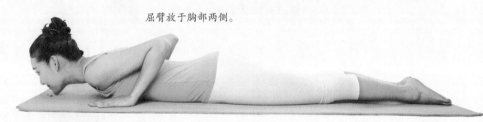

头部尽量向后伸展。

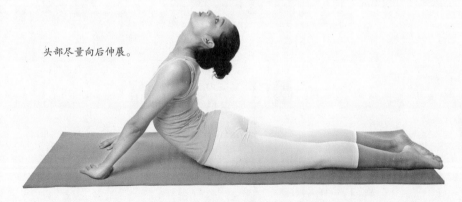

3 吸气，头朝后伸展，头抬高，双眼望向后方。

4 将腰部下落，然后依次使胸部、颈部慢慢着地，恢复起始的俯卧体式。

双腿要绷直，始终不要弯曲。

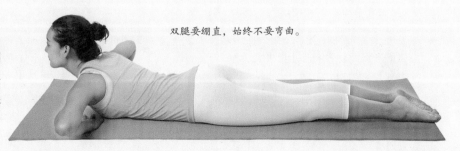

猫式瑜伽，促进盆腔气血循环

猫式瑜伽能最大限度地活动盆腔，有助于促进盆腔气血循环。若是女性长期久坐不动或有妇科炎症，不妨经常练此动作，有助于改善月经不调、痛经、乳腺增生等。

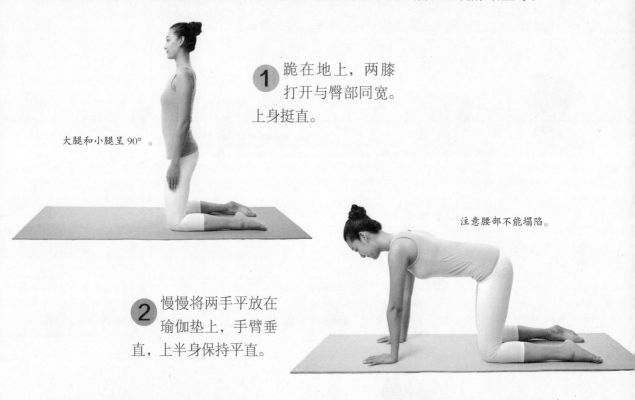

大腿和小腿呈90°。

1 跪在地上，两膝打开与臀部同宽。上身挺直。

注意腰部不能塌陷。

2 慢慢将两手平放在瑜伽垫上，手臂垂直，上半身保持平直。

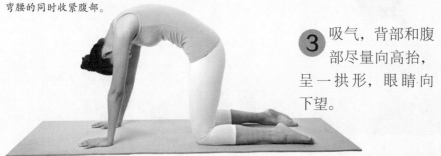

弯腰的同时收紧腹部。

3 吸气，背部和腹部尽量向高抬，呈一拱形，眼睛向下望。

以腰部有舒适感为宜。对消除背部疲劳有很好的效果。

4 呼气，双手向前伸展，两手臂与肩同宽，臀部往高抬，脊椎拉伸，额头贴在瑜伽垫上。

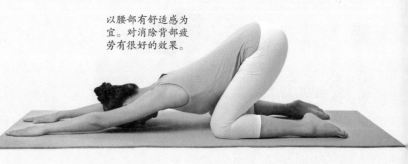

前弯休息式瑜伽，缓解压力助睡眠

工作忙，事情多，无法抽出专门的时间去锻炼身体，缓解压力。这时不妨练习前弯休息式瑜伽，每晚睡觉前在床上练习 5 分钟，可以缓解压力，消除烦躁情绪，有助于睡眠。

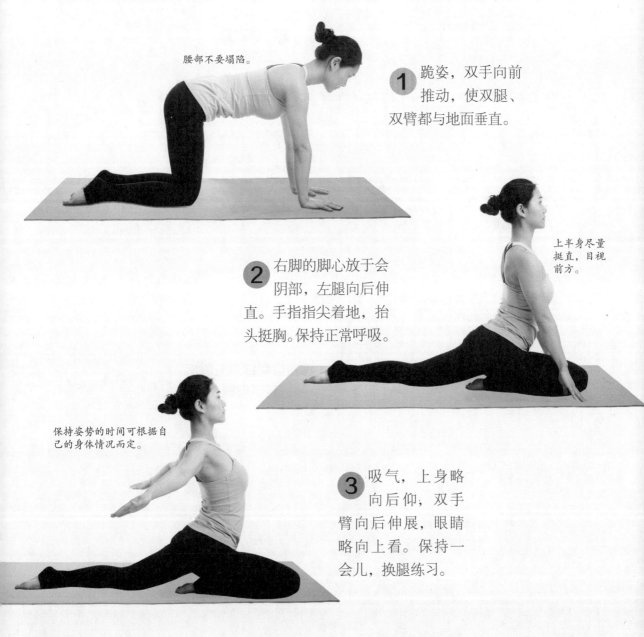

腰部不要塌陷。

1 跪姿，双手向前推动，使双腿、双臂都与地面垂直。

上半身尽量挺直，目视前方。

2 右脚的脚心放于会阴部，左腿向后伸直。手指指尖着地，抬头挺胸。保持正常呼吸。

保持姿势的时间可根据自己的身体情况而定。

3 吸气，上身略向后仰，双手臂向后伸展，眼睛略向上看。保持一会儿，换腿练习。

4 呼气，手臂慢慢放下，俯卧于瑜伽垫上，额头接触瑜伽垫，全身放松。

掌心朝上，全身放松。

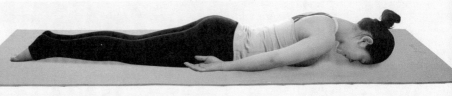

?

五脏是如何
工作的

?

吃哪些食物可以
保养五脏

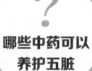

?

哪些中药可以
养护五脏

?

哪些信号提示五脏出
现了问题

?

怎样利用经络穴
位保养五脏

第4章

养好五脏保健康

　　人体的五脏指的是心、肝、脾、肺、肾。心是身体的"主管"，主要负责行血；肝是"将军之官"，主要负责藏血、疏泄；脾是管"仓廪"的官，主要负责生血；肺掌管呼吸，同时调控体内的水液和糟粕的代谢；肾是一个人的"本"，主要负责藏精。只有五脏之间相互配合，气、血、津液才能正常生成，正常流动，并且发挥滋养作用，人才能有良好的精神状态，不生病，气色好。

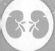

五脏是如何工作的

五脏藏精气，如果把人体比作一棵大树，把气血比作大树茁壮成长的养分，那么经络是大树运输养分的通道，而五脏则是树根，维持着大树所有功能的正常运作。每个器官都有各自的职责，分工合作，从而保证人体各项功能的正常运转。

心是身体的"主管"

对于心的职责功能，《黄帝内经》里面用一句话来概括总结："心者，君主之官。"心的功能就如同君主一样，"统领群雄，安抚四方，以使人民安居乐业"。

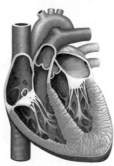

心负责行血。

心在人体生命活动中居于至尊至高的地位，可以从以下两方面得到充分的体现。

心能使全身血液畅通运行

血液的运行需要推动力，有了足够的推动力，血液就能够流向全身各处，发挥滋养作用。这股强有力的推动力就是心气。我们可以将心看作是一个水泵，动力来源就是心气，水相当于血。动力足就可以出水，并且水量充沛；动力弱则出水量就少。心气足不足，决定了血液的流动性好不好。若是一个人面色发青、发暗，并且面容憔悴，那就表明心气不足，这是因为"心其华在面"，人的面部最能反映出心有没有问题。

人的精神活动大多是由心神主管

古人认为一个人的思维活动是由心神主管的。可以说，心这个君主之官不仅掌管着国家的"物质财富"，同时也要对一个国家的"精神文明"负责。假如年纪轻轻的人记忆力就不好，还总是失眠，思考问题的能力下降，反应能力也比较差，同时还出现了心悸、心慌等问题，是典型的"心不藏神"的表现。心不能发挥主管精神活动的功能与身体的"物质财富"亏缺有关，所以可以通过补心血、益心气的办法来对心脏进行安抚，从而使心神安宁。

肝是"将军之官"

对于肝的职责，《黄帝内经》里面有这样一句话："肝者，将军之官。"古代的将军身上担负的责任是非常巨大的，他们需要

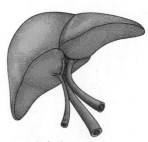

肝负责藏血、疏泄。

凭借勇气和谋略带领士兵捍卫疆土，使外敌难侵犯。在五脏之中，肝就是这样一个角色。

肝藏血，使人能正常活动

肝如同"血库"一般，能够贮藏一定的血液，满足人体对血液的需求，以维持站立、行走等生理活动。对此，《黄帝内经》里面有过这样的阐述："故人卧血归于肝，肝受血而能视，足受血而能步，掌受血而能握，指受血而能摄。"

眼睛的好坏也和肝有关

肝开窍于目，眼睛之所以能视物，全赖于肝血的濡养和肝气的疏泄。如果肝血不足，眼睛就会干涩、酸胀，甚至会引起视力减退。若是视力减退、眼睛干涩，则为肝血虚，需要补肝血来预防眼疾。补肝血有一个非常简单的方法就是经常让眼睛休息。中医认为，用眼的过程就是耗损肝血，使肝受累的过程，闭目养神则有助于肝血潜藏。肝血藏得好，眼睛就养得好，所以经常用眼的人可工作一会儿，就闭上眼睛休息一会儿。

肝主疏泄，使气不郁结

中医认为，肝主疏泄。疏就是疏通，泄就是发泄、升发。也就是说，肝具有维持全身气机疏通畅达、通而不滞、散而不郁的作用。气是维持生命不可缺少的基本物质，气在身体里面不停地升降出入，以维持生命活动的稳定。气不乱行、不郁结，全靠肝的指挥。若是出现了胸闷、头痛、乳房胀痛、两肋疼痛等症状，则表明肝的指挥能力下降了，需要疏肝理气。

脾气的好坏也取决于肝

当人肝血不足的时候，肝气就会偏旺，这时候人就容易急躁、盛怒、发脾气，甚至肝区出现隐痛。此外，肝血不足的人，还不耐疲劳，如慢性肝炎患者大多有全身乏力的症状。因为肝主疏泄，若肝气不舒，会导致长痘痘、皮肤粗糙、脸色晦暗等，发生在女性身上就容易出现气机不调、血行不畅、乳房胀痛等情况，疏肝理气有助保持容颜的美丽。

肝还能排毒

肝脏还能解毒排毒，使身体免受毒素侵害。若是肝脏虚弱，则解毒排毒功能下降，会出现食欲下降、恶心、乏力、不思饮食、眼睛干涩、容易动怒等症状。

脾是管"仓廪"的官

《黄帝内经》里面讲："脾胃者，仓廪之官。""仓廪"就是储藏粮食的地方。生命的维持离不开粮食，粮食充足了，人们就没有了后顾之忧，不仅能安心过日子，还能充实精神生活。五脏中的脾，主要责任就是为身体提供充足的"粮食"，让身心无忧。

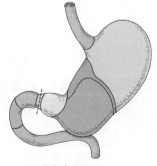

脾负责生血。

脾能为身体制造气血

身体要储备的粮食就是气血。气血具有濡养作用，气血充盈，各个脏腑的生理功能得以正常运行，肌肤就能光滑，筋骨就能强壮，头发柔顺，眼睛有神。脾能将吃进去的食物转化为气血，并且统筹大局，及时进行调度，将气血派往各处，进行濡养。只要脾健康，气血就能不断生新，对耗损的部分进行补充，并使气血循行有序，滋养有力。

我们的脾胃是如何工作的

中医所说的脾胃，实际上是指整个消化系统，主要包括胃肠道等消化系统。中医认为，脾胃的主要作用就是将食物转化成气血。

在我们咀嚼食物的过程中，胃会相应扩张，以容纳大量的食物。胃中有了食物之后，会不断进行蠕动，一方面有助于分泌胃液，另一方面能起到搅拌和磨碎食物的效果，同时能消灭食物中的一些细菌，由此将食物加工成食糜。食糜被推送到小肠，得以进一步消化和吸收。接着，被推送到大肠和结肠，对食物残渣进行加工处理，最终排出体外。

脾胃出问题，生命动力就不足

气血是维持生命的基本要素，而气血又由脾胃所化生，若是脾胃出了问题，就会导致气血化生不足，由此导致人的生命力下降，甚至使人的寿命缩短。

中老年人想长寿，要重视养脾胃

人体的所有营养都来源于脾胃，中老年人脾胃功能逐渐下降，营养吸收功能受到影响。营养供应不足，免疫功能降低、紊乱，就会使衰老速度加快，易生疾病。健脾胃，扶正气，可增强机体防御机能，抗衰防病。老年人消化系统衰弱，每餐不可吃太多，多则影响消化、吸收的功能。

另外，老年人牙齿常有松动和脱落，咀嚼能力下降。因此，为了更好地促进脾胃的消化吸收，吃的饭菜宜软烂。

肺掌管呼吸

肺具有重要的生理功能，呼吸的好坏、身体毒素的排出都是由肺说了算。肺好，呼吸就

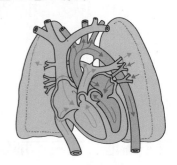

肺主气，司呼吸。

顺畅，体内的毒素少，气色也好。

人的呼吸好坏取决于肺

关于肺的主要功能，《黄帝内经》指出："肺主一身之气，司呼吸，主皮毛，开窍于鼻。"可见，呼吸功能是由肺掌管的。正是在肺的作用下，人可以从自然界中吸进新鲜空气，呼出二氧化碳，保证了氧气的供应，使生命活动得以维持。在肺的呼

吸作用下，气体得以实现交换，内环境得以改善。若是肺掌管呼吸的功能异常，就会出现呼吸不畅、咳嗽气喘等症状。若是出现这样的问题，就需要重视养肺，增强肺的呼吸功能。

肺能够排除体内的糟粕

肺不仅管着身体里面的气，也管着身体里面的水。中医称"肺主行水""肺为水之上源"。这句话说的就是在肺气的肃降作用下，体内的水液被不断地向下输送，随后再经过肾与膀胱的气化作用，生成尿液排出体外，以维持体内水液代谢的平衡。肺气的肃降，还可促进大肠的传导和排泄，推动食物代谢所产生的糟粕下行排泄。

肺能够宣发，气血滋养皮毛

肺除了能够排出体内浊气外，还能宣发气血、津液，使肌肤、毛发都能获得充分的滋养，从而使肌肤光滑、毛发柔顺。肺所宣发的"卫气"，运行于皮肤、肌肉之间，不仅可温养肌肉、皮肤腠理，还能开阖汗孔、护卫肌表，是人体抵御外邪入侵的第一道自然屏障。

肾是一个人的"根本"

肾是一个人的"根本"。对此，《黄帝内经》里面有这样的论述："夫精者，生之本也。"肾精不仅能决定先天身体状况，也能决定后天身体强弱，寿命长短。不仅是肾精、肾气，肾中阴阳也是维持生命的根本所在。

人的生命形成需要先天之精

中医认为"肾藏精"。肾中所藏的精，一部分是生殖之精，一部分是对身体具有滋养作用的精华物质，如气、血、津液等。生命由先天之精所孕，靠后天之精源源不断

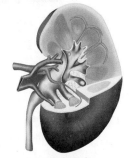

肾主藏精。

地进行补充。先天之精来源于父母，后天之精由脾胃所化生。若父母先天肾虚，会影响到生殖，甚至影响到后代的体质状况。

人体生长、发育也由肾气所决定

肾气对人体的生长发育起到催化、推动的作用。对此，《黄帝内经》里面也有相关论述，如"女子七岁肾气盛，齿更发长；二七而天癸至，任脉通……"这段话所表述的意思为在肾气的作用下，女子七岁的时候开始换牙，头发也逐渐长长。随着肾气的逐渐充盈，开始有了月经，具备了孕育功能，筋骨强壮……若肾气虚，小孩子会出现发育迟缓、手足发软、站立行走较迟等典型症状。

五脏协调工作，健康才有保障

虽然各脏器主要负责的工作不同，但是它们彼此之间都要互相帮衬，相互辅助，最终才能使气血运行，身体滋养，百病不生。那么，五脏之间是如何协调工作的呢？

肾能滋养心肝脾，与肺配合完成"呼吸"工作

肾是身体中精华物质的储备者，肾精能转化成血液，可维持肝藏血、心行血的功能。如果肾精供应不足，这一功能得不到维系，则会导致血亏。肾与肝、心配合，完成了对血的支配，与肺的配合则直接影响呼吸状况。"肺主气，司呼吸"，肺负责完成呼气与吸气的过程，而"肾主纳气"，肾负责呼吸的深度，使呼吸不致过于表浅，正因如此，才有"肺为气之主，肾为气之根"的说法。若是肺和肾相互配合不力，就会导致呼吸急促，甚至出现呼吸系统疾病。

肾为先天之本，脾为后天之本，肾和脾相互配合，使得身体强壮、精神饱满。水谷精微的转化需要肾阳的温煦，肾的精气有赖于水谷精微的供养。两者相互扶持，使彼此能够正常运行。

脾能化生、运行气血，以滋养其他脏器

脾的功能好，则身体强壮；脾虚，则身体虚弱。这与脾生成气血、运行气血有关。气血又是滋养脏腑、肌肉、毛发必不可少的基本物质。其他脏腑也正是享受了脾的这般恩泽，才能有动力去做自己该做的事情，否则就会功能不足，出现健康问题。

心负责血液调度，为其他脏器提供营养支持

心就是身体里面的血液"调度官"。通过对血液的调度，使肝有血可藏，以备不时之需，使血能顺利到达各个脏器发挥滋养作用。

肺能为其他脏器提供养料

肺主要负责清气的生成与浊气的排出，为其他脏器提供一个清新的环境。因为气本身也是其他脏器正常运行少不了的营养物质，所以肺在除旧换新的过程中，也就是在为其他脏器提供营养支持。

肝藏血，主疏泄，可决定其他脏器安危

肝藏血，肾藏精。一方面，肝中所藏的血能滋养肾脏，补充耗损的肾精；另外一方面肾精也能转化为肝血，达到养肝护肝的作用。肝血不足，也可引起肾精亏损，腰膝酸软、遗精、耳鸣、目眩、头晕及眼干眼涩等都是精血不足的症状表现。肝不仅藏血，还负责疏泄，正是在肝脏的这一功能下，气才不会郁结。气不郁结，则血不瘀滞，另外也能保证脾胃升降运化功能的正常。若是肝郁气滞，疏泄失常，就会出现胸胁痞满、腹胀纳呆、嗳气呕恶、倦怠乏力、大便失常等问题，这也就是中医里常说的"肝脾不和"。

肝负责藏血，心负责行血，血液的循行需要心肝共同配合来完成。肝中血足，心才能完成行血的功能；心行血的功能正常，才能保证肝有血可藏。其中，任何一个脏器的生理功能出现问题，都会影响到另外一个脏器。心悸、失眠、视物昏花、月经少、急躁易怒则为典型的心肝同病症状的表现。肝肺也是彼此的好朋友，肝肺通力合作，一身之气的循行就没有阻碍，能充分发挥滋养功效。

从上面的论述中我们不难得出这样的结论，虽然各脏器主要负责的工作不同，诸如肺主要负责呼吸，肝主要负责藏血、疏泄，肾主要负责藏精，心主要负责行血，脾主要负责生血，但是它们彼此之间都要互相帮衬，相互辅助，最终才能使气血运行畅通，身体得到滋养，百病不生。

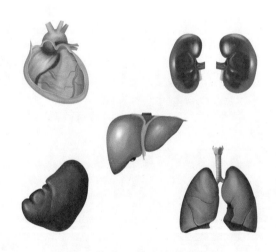

五脏协调工作，才能维护身体健康。

养心就是养精神

全身乏力，头晕

当全身出现乏力、头晕症状时，往往是因心血不足引起的。因为血虚不能荣养全身，所以出现乏力，血不养脑则头晕。

年龄不大却健忘，却总是忘东忘西

年龄不大却健忘。健忘与心有关系。中医认为，心主神，若是心血、心气不足，会影响到心主神的功能。心不主神，则人神情恍惚，遇事多忘。

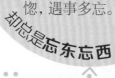

心脏的8个求救信号，你能读懂几个

容易心慌、心悸

先天体质弱或经常熬夜加班的人容易损伤心气，神不潜藏，导致心失所养，诱发心慌、心悸。

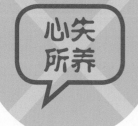

经常失眠，睡不好

失眠与心有一定关系。中医认为，心主神志。睡眠的问题归心管，一旦人气血不足，心失所养，就会失眠。

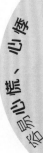

心气血不足

心血是否充足会在面部有所表现。当心血不足时，面色就会淡白，表情淡漠；心血瘀阻时，则面色晦暗青紫，面容憔悴。

面色淡白，甚至晦暗青紫

心血不足、瘀阻

冠心病 心绞痛

此区域出现疼痛，均应给予高度重视。有可能是由冠心病、心绞痛引起的。

耳垂以下，肚脐以上经常疼痛

养好心脏才能强大我们的生命力，否则不但身体虚弱，情况严重者还会危及生命。健忘、失眠、心悸等都是心脏出现问题的典型表现。

下肢水肿，甚至蔓延到全身

心脏功能不好时，血液循环不畅，由于重力作用，液体会潴留于下肢，造成水肿，称为"心源性水肿"。首先出现在下肢，然后逐渐发展到全身。

冠心病

舌黏膜出现瘀点或瘀斑

舌的形态变化和功能可反映心的状态。如果舌黏膜出现瘀点或瘀斑，表明血液循环缓慢或血流瘀滞，可能是冠心病的信号。

血液循环不畅

损伤!血管

经常抽烟，危害心脏

抽烟产生的一些有害物质，如一氧化碳、焦油等会损伤血管，对动脉造成损害，从而影响心脏健康。

经常不运动会导致脂肪堆积，心肌供血会受到阻碍，从而影响心脏功能。

缺乏运动，不经常锻炼

阻碍心!肌供血

NO

伤"心"的8种生活习惯

长期饮酒，损伤心肌细胞

长期过量饮酒会对心肌细胞造成不可逆的影响，容易引起心肌疾病。

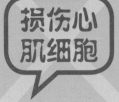

损伤心肌细胞

长期熬夜，不按时休息

长期熬夜会导致心脏超负荷工作，心脏没有得到充分的休息，会加重心脏负担，引起心率失常、早搏等症状。

心率失常、早搏

体重超标是引起心脏病的一个主要危险因素，体内脂肪太多容易导致内脏脂肪增加，加重心脏负担。

加重心脏负担

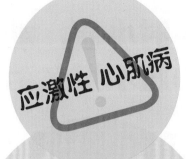

应激性 心肌病

激动、发怒会刺激交感神经兴奋，对心脏也会造成一些应激性的影响，经常处于这种状态容易损伤心脏，甚至会引发心脏病。

体重超标，暴饮暴食

容易发怒，精神紧张

不良的生活习惯，如熬夜、吸烟等会导致自身代谢出现问题，为健康埋下隐患。一些看似不起眼的小习惯，时间长了，也会对心脏造成伤害。

吃过量烟熏或腌制食物

烟熏或腌制食物中含有大量不饱和脂肪酸，过量食用会增加患心血管疾病和直肠癌的风险。

心肌缺血心肌梗死

经常高盐、高脂饮食

经常高盐、高脂饮食会导致动脉粥样硬化，容易出现心肌缺血，甚至心肌梗死的发生。

容易患心血管疾病

午时小憩，能够让心脏不那么劳累

午时是指上午 11 点至下午 1 点，在这段时间内小憩片刻能起到养心功效。

午时是心经当令的时间，一上午的劳累已经使心有所疲惫了，在心经当令的时间适当休息一下可以解除疲劳，起到养心安神之功效。午时阳气最盛，阴气衰弱，所以适合休息。午休片刻能滋阴，能让身体进行自我调整，协调脏腑之间的关系，帮助恢复元气。此外，心属火，很多失眠与心火过旺有关。每天坚持午睡，心情平和则心火慢慢就会降下来。午睡也大有讲究。首先，午睡时间宜在 30 分钟到 1 小时之间。如果睡不着也没关系，闭眼晴眯一会儿，对身体也是非常有好处的。

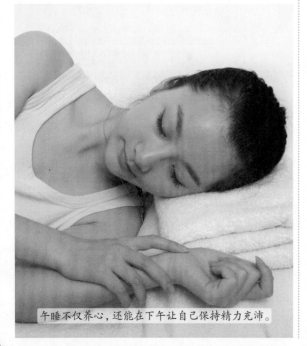
午睡不仅养心，还能在下午让自己保持精力充沛。

经常快步走能增强心肺功能

俗话说，人变老腿先老，老化是从腿开始的。腿部肌肉会随着年龄的增长而日渐衰退，若是缺乏运动，肌肉就会萎缩，同时还会导致心脏衰老加速，预防的方法就是坚持快步走锻炼。

快步走不仅可以强筋健骨，提高身体运动技能，预防骨质疏松，加速能量消耗，减肥瘦身，还能增强心肺功能，调节和改善血脂，加强胰岛素的功能，对心脑血管病和糖尿病有很好的防治作用。研究发现，快步走会使心跳加快，从而锻炼到心肌，增强心脏泵血能力，对于维持心脏健康具有明显的作用。

大喜也会"伤心"，谨防乐极生悲

《黄帝内经》中指出"喜伤心，恐胜喜"，意思就是过喜会影响到我们的心，从而损伤心气。古人认为"心藏神"，正常的喜乐会使精神愉快，心气舒畅。但如果狂喜极乐，会使心气弛缓，精神涣散，从而产生心悸、失眠等症状。

此外，过于高兴还可致血压骤然升高，对于本身就患有高血压的患者来说，会突然感到头晕目眩、恶心呕吐、视力模糊、烦躁不安，严重者还可引起脑血管破裂，发生猝死。

红色、苦味食物可让心脏变强劲

中医认为，红色属火入心，红色食物大多具有益气补血和促进血液生成的作用。同时红色食物一般具有抗氧化性，富含番茄红素、鞣酸等，可以保护细胞，具有抗炎作用。常见的红色食物有赤小豆、番茄、红薯、山楂、草莓、大枣等。

苦味属阴，能燥湿坚阴，有疏泄作用，可清除人体内的湿热。心在五行中属"火"，苦能调降心火，平衡阴阳，从而保证心脏正常运行，带动血液和氧气输送到身体各部位。

苦味食物还能预防心血管疾病。研究表明，苦味食物能增加心肌和血管壁的弹性，有益于提高微血管弹性并扩张血管，能预防动脉粥样硬化，调节血脂，预防血压升高。常见的苦味食物有苦瓜、莴笋、荞麦、莲子等。

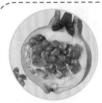
石榴

中医认为,石榴具有补血、养心活血和止泻的功效。老年人可常喝石榴汁，有利于降低胆固醇。

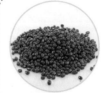
赤小豆

赤小豆富含淀粉和膳食纤维，具有生津液、利小便、消胀、除肿、止吐的功效，被明代医学家李时珍称为"心之谷"。

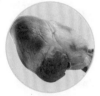
猪心

猪心为猪的心脏，是补血佳品。猪心含蛋白质、脂肪、核黄素等成分，性平，味甘、咸，具有营养血液、养心安神的作用。

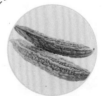
苦瓜

中医认为，苦瓜有清热排毒、美容养颜的功效，苦瓜中的糖苷具有清心、护肝、健脾的作用，对高血糖、高血压、高脂血症都有很好的调理作用。

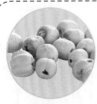
莲子

中医认为，莲子善于补五脏之不足，通利十二经脉气血，其味涩固摄，有补脾止泻的作用。

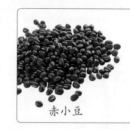

赤小豆

- 性平,归心经、小肠经。
- 适宜水肿、肥胖者。
- 尿多之人不宜食。

养心补血 花生赤小豆汤

此汤养心补血,利水消肿。 花生 50 克,赤小豆 100 克。赤小豆、花生分别洗净,入砂锅,加适量清水,大火煮沸,转小火熬到食材熟烂即可。

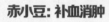

赤小豆: 补血消肿
花生: 止血补血

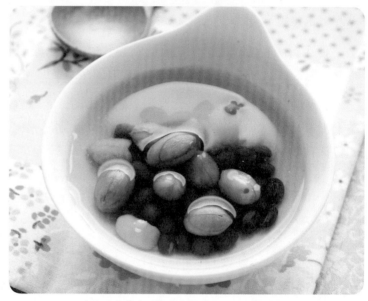

赤小豆和花生可提前浸泡 1 小时,更易熟烂。

养心安神 大枣炖猪心

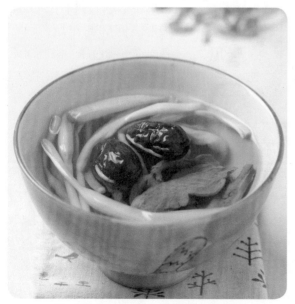

猪心可加强心肌营养,增强心肌收缩力。

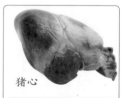

猪心

- 性平,归心经。
- 适合失眠患者。
- 高脂血症、高胆固醇患者慎食。

猪心: 养心安神
大枣: 补气补血

此汤养心安神,补血活血。 猪心 1 个,大枣 2 颗,黄花菜、盐各适量。猪心洗净切片,略汆;大枣、黄花菜洗净。将除盐外所有食材一起放入锅内,加水适量,小火炖至食材熟透,加盐调味即可。

清心健脾 苦瓜煎蛋

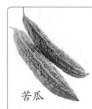

- 性寒，归心经、脾经、肺经。
- 适宜高血压患者。
- 脾胃虚寒者不宜食。

苦瓜

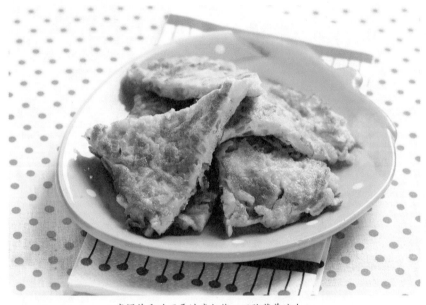

此菜清心健脾，清热防暑。苦瓜 150 克，鸡蛋 2 个，盐适量。苦瓜洗净，切成薄片，用盐水焯一下，捞出沥干，切碎。鸡蛋加盐打散，放入苦瓜碎，搅拌均匀。油锅烧热，倒入苦瓜蛋液，小火煎至两面金黄即可。

烹调苦瓜时不要过度加热，以防营养流失。

养心安神 桂圆莲子粥

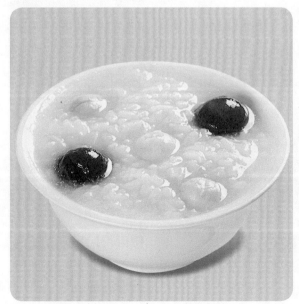

莲子: 养心安神
桂圆: 补脾安神

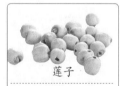

莲子

- 性平，归脾经、肾经、心经。
- 适宜心悸、失眠者。
- 便秘者不宜多食。

此粥养心安神，补气血。干桂圆肉 50 克，莲子 3 颗，粳米、冰糖各适量。莲子、粳米分别洗净。将莲子、干桂圆肉、粳米放入煲内，加适量水煮 40 分钟，放入冰糖，略煮至冰糖溶化即可。

莲子心可清心火，食用莲子时，最好不要去心。

疏通经络，心气足，心血通畅

　　经常疏通手少阴心经可保护心脏。除了心经，膻中穴、神门穴、曲泽穴、内关穴、心俞穴都是保养心脏的穴位，可采用不同的穴位疗法达到不同的调理效果。

按摩时间
3~5 分钟

艾灸时间
10 分钟左右

刮痧时间
5 分钟左右

穴位疗法小贴士

刮痧、按摩、艾灸穴位，补气养心

　　刮痧心经，可促进气血循环；刮痧膻中穴，可宽胸理气；按摩神门穴，可补益心气；按摩曲泽穴，可清心泻火；艾灸内关穴，可补益气血；艾灸心俞穴，可调节气血，养心安神。

注意事项

艾灸心俞穴时，要注意保暖，因为心俞穴在背部，为阳，不宜受凉。

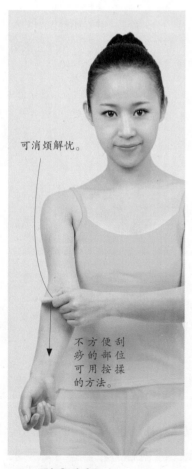

可消烦解忧。

不方便刮痧的部位可用按揉的方法。

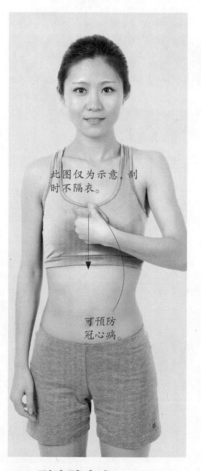

此图仅为示意，刮时不隔衣。

可预防冠心病。

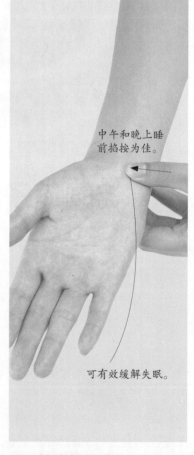

中午和晚上睡前掐按为佳。

可有效缓解失眠。

1　刮痧心经
用刮痧板从上往下刮拭手臂上的心经，以出痧为宜。

2　刮痧膻中穴
用角刮法刮拭膻中穴，力度不宜过重，以出痧为宜。

3　按摩神门穴
用拇指指尖掐按神门穴，力度以能耐受为宜，每次 3~5 分钟。

午睡有利于健康

午睡对心脏大有好处，因为吃饭之后，人的血液会大量流入胃部，增加肠胃的蠕动能力，此时会感觉困乏，适当休息有助于健康。

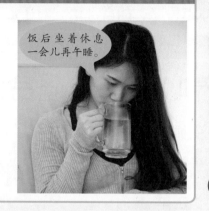

饭后坐着休息一会儿再午睡。

11:00~13:00

为午时，**心经当令，此时阳气最盛，**阴气衰弱，是**养心的最佳时间。**

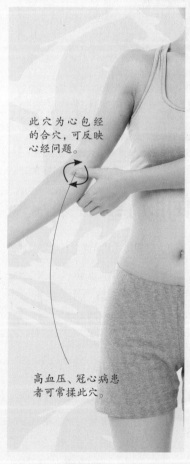

此穴为心包经的合穴，可反映心经问题。

高血压、冠心病患者可常揉此穴。

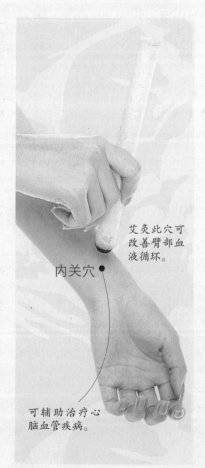

艾灸此穴可改善臂部血液循环。

内关穴

可辅助治疗心脑血管疾病。

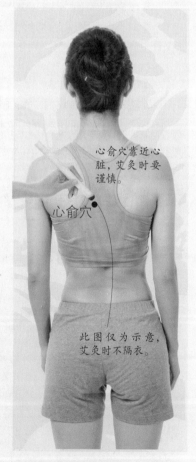

心俞穴靠近心脏，艾灸时要谨慎。

心俞穴

此图仅为示意，艾灸时不隔衣。

4 按摩曲泽穴

用拇指指腹对曲泽穴进行按揉，每次 3~5 分钟，以感到酸胀为宜。

5 艾灸内关穴

点燃艾条，温和灸内关穴 10 分钟左右，以穴位皮肤感到温热、舒适为宜。

6 艾灸心俞穴

点燃艾条，温和灸心俞穴 10 分钟左右，以穴位皮肤感到温热、舒适为宜。

中药调理，养心安神

　　心主神，如果心功能正常，人就会精神饱满；反之，轻者失眠、多梦、健忘、易怒、心神不宁，重者则神志昏迷、胡言乱语。对于心神失养者来说，可以用养心安神的中药来调理，如酸枣仁、柏子仁、合欢皮、远志等。

养心安神 酸枣仁粥养心安神，适合失眠多汗的人

　　酸枣仁具有养肝、宁心、安神、敛汗的功效，可用来治疗虚烦不眠、惊悸怔忡、烦渴、虚寒等。《金匮要略》记载："虚劳虚烦不得眠，酸枣仁汤主之。"酸枣仁还有一定的降血压、安神镇静和调节神经的作用。用酸枣仁煮粥，可用来缓解神经衰弱、心悸、失眠、多梦、黑眼圈等。

　　材料：酸枣仁末 15 克，粳米 100 克。

　　做法：粳米淘洗干净，倒入锅中，加适量水，开火煮至粥将熟时，倒入酸枣仁末稍煮片刻即可。

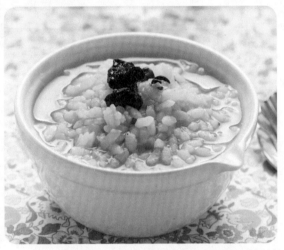

此粥还可加入大枣，用于缓解贫血、心悸等症。

活血安神 当归柏子仁粥，活血安神润肠道

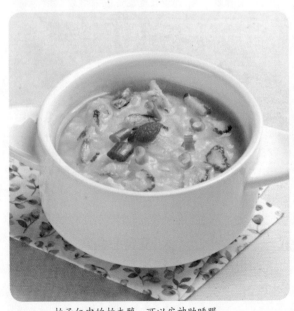

柏子仁中的柏木醇，可以安神助睡眠。

　　柏子仁具有养心安神、润肠通便的功效，主治虚烦失眠、心悸怔忡、阴虚盗汗、肠燥便秘等症状。当归可补血活血，调经止痛，润肠通便，是一味补血药。当归和柏子仁搭配煮粥，可补气血，养心神，润肠道。

　　材料：柏子仁末 10~15 克，当归 6 克，粳米 100 克，枸杞子、蜂蜜、葱花各适量。

　　做法：粳米淘洗干净，与柏子仁末、当归和枸杞子一同放入锅中，加适量水，开火煮至粥熟，再加蜂蜜调味，最后撒上葱花即可。

补气安神 灵芝泡水喝，补心血，益心气

灵芝养心主要体现在三个方面：补心血、益心气、安心神。所以可用来缓解气血不足、心神失养所致的心神不宁、失眠、惊悸、多梦、健忘、体倦神疲、食少等症状。

灵芝性平，味甘，所以单用、研末吞服或泡水、泡酒都可以。灵芝与大枣一同煮水喝，可养心安神，改善虚弱体质，提高免疫力。

材料：灵芝 5 克，大枣 2 颗。

做法：灵芝、大枣洗净，煎煮 40 分钟，温服。

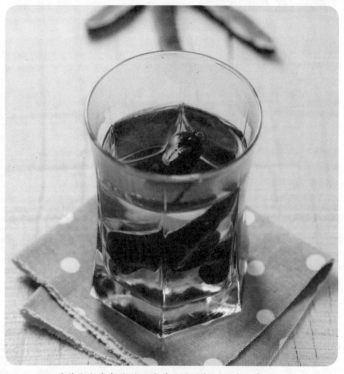

灵芝和大枣都能补血安神，是缓解心血虚的良方。

活血安神 喝丹参茶，预防心脏疾病

丹参，别名红根、紫丹参、血参根，是著名的"活血化瘀"中药，《神农本草经》中列其为上品，有"一味丹参，功同四物"之称。丹参能够促进血液循环，扩张冠状动脉，增加血流量，防止血小板聚集，改善心肌缺血。

材料：丹参 15 克，冰糖适量。

做法：丹参放入锅中，加清水 200 毫升，煎煮约 20 分钟，加冰糖，溶化后分两次饮服。

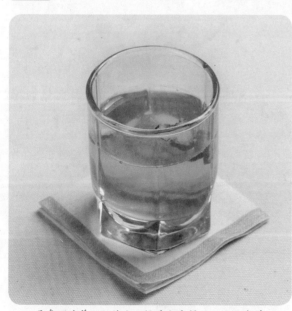

丹参可改善心肌缺血，促进血液循环，从而达到营养心肌的功效。

养肝就是调气血，气血畅，人不老

肝火过旺

牙龈出血、鼻出血、眼底出血

肝藏血，肝火过旺会迫血妄行，血液从血管中溢至脉外，无法回流至肝脏而沉淀在脏腑组织中，从而出现牙龈出血、鼻出血、眼底出血等。

肝火过旺

肝实火过旺，易发脾气，易怒

若是肝气不舒，肝火旺，人就容易动怒。肝火旺有两种，一种是实火，一种是虚火，容易急躁易怒就是因为肝内实火过旺造成的。

NO
8个信号
提示肝脏有问题

眼睛干涩、视物不清，还伴有口苦

肝脏产生某些病变，可导致眼睛干涩、视物不清等。口苦可能是肝气郁结导致胆经瘀滞，胆热上扰，所以就会感觉口苦。

肝气郁结、胆经瘀滞

面色发黄或皮肤有青紫色瘀痕

肝藏血，血行不畅，脸色就会变得暗黄。如果有慢性肝病，皮肤还会经常出现不明原因的青色或紫色瘀痕。

肝血不足或有肝病

如果肝发生病变，肝细胞大量受损，分泌胆汁的能力就会降低，从而影响脂肪的分解，容易产生食欲不振、消化不良等症状，且不喜油腻食物。

食欲不振、恶心、呕吐

肝细胞受损

肝主筋，肝血具有濡养全身筋膜的功效，如果肝血不足，筋失濡养，时间长了，人就会感到没有力气，四肢拘急。

全身困乏、四肢无力、四肢拘急

一个人身体和精神状态好，我们会说这个人气色好，气色虽是外在的显露，却源于内在。尤其是与肝有着密切关系。中医认为，肝主藏血，肝好，人才能气血足，表现出来就是脸色红润、头发有光泽、声音洪亮、精神饱满，比同龄人更年轻。

脚趾甲颜色暗淡或变形

如果指（趾）甲颜色暗淡、萎软易断，甚至容易变形或脆裂，就说明肝血不足，如果颜色或形态变化严重，则可能存在比较严重的肝病。

由肝主筋

肝区疼痛已经是比较严重的肝病症状了。乙肝患者疼痛部位一般出现在右上腹部，这个区域出现疼痛，应及时去医院检查治疗。

肝区，尤其是右上腹疼痛

肝血不足或有肝病

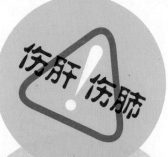

伤肝!伤肺

经常抽烟酗酒，没有节制

过量饮酒会造成酒精中毒，加重肝脏排毒负担，易损伤肝脏；而吸烟不仅伤肺，也容易伤肝。

经常不喝水，身体缺乏水分

水可促进身体新陈代谢，并促进肝脏排毒。经常不喝水使身体缺乏水分，会对肝脏造成损伤。

伤肝

NO

8 种生活习惯容易伤肝

不遵医嘱，滥用一些药物

肝脏是人体解毒的器官，生病后滥用药物，会加重肝脏排毒负担，容易损伤肝脏。

伤肝

经常熬夜，睡眠不足

经常熬夜会扰乱肝脏在夜间的自我修复功能，容易使肝脏功能失调。

内分泌失调、伤肝

经常不吃早餐会导致体内肝酶水平升高，从而伤肝，也容易损伤脾胃。

经常不吃早餐，饥一顿饱一顿

伤肝、伤脾胃

伤肝 伤心

怒伤肝，悲胜恐。经常动怒容易导致肝气郁结，让肝脏受损。

动不动就发脾气，容易动怒

肝脏是人体排毒的器官，是各个机体正常运转的保证。生活中的一些不良饮食习惯或生活方式会影响肝脏的健康，从而引发各种疾病，我们要引起注意。

食用过多腌制食物

腌制食物含有大量亚硝酸盐以及色素，长期食用容易导致肝脏受损，并且容易致癌。

伤肝!伤胃

经常暴饮暴食，饮食不规律

暴饮暴食会让身体产生更多的自由基，会加重肝脏清除自由基的负担。

伤肝、易致癌

经常慢跑可提升肝脏功能

肝应春，喜动，适量的运动能让肝气舒畅，有助于增强肝脏功能。肝气不舒、肝功能不好的人尤其要经常运动。慢跑是一种保养肝的方式。因为慢跑不仅没有技巧难度，也不受场地的限制，实行起来比较方便。慢跑有三大好处。

首先，慢跑时可以吸入更多的氧气，加快血液循环，代谢也相应加快，在一定程度上缓解了肝脏的排毒压力。

其次，适当的慢跑能让身心放松，有助于减轻压力，保持良好的身心状态，这对肝来说也是一种很好的保养。

再次，对于患有脂肪肝的人来说，慢跑可以锻炼肌肉，燃烧脂肪，提高机体的免疫力，每次坚持30分钟左右，坚持一段时间，不仅可减肥，还能缓解脂肪肝。

经常拉筋，筋舒则气顺

中医认为，肝主筋。肝与筋是相辅相成的关系，肝的气血充盛，筋膜得到肝血滋养，则筋力强健，运动灵活。反过来，筋膜强健，气血通达，亦可使肝气舒畅通达。所以平时我们可以做一些简单的拉筋动作，比如坐位压腿等。

需要注意的是，拉筋的动作力度偏大，所以患有高血压、心脏病、骨质疏松症以及长期体弱多病者，想要拉筋时，需要先咨询医生，以免拉伤肌腱或引发其他不适。

药枕有一定的清肝宁神的功效

不良情绪易伤肝，容易造成肝气不舒，从而导致头痛、眩晕、失眠等症状。可以通过枕药枕来缓解症状。药枕就是将中药放入枕头中，可达到一定的治疗效果。比如决明子枕，就是将买来的决明子晾干，装入枕芯即可。市面上也有卖决明子枕的，可以买来直接用。肝火旺者也可以加些菊花，能更好地清肝宁神。自己做药枕时，用布宜选用松软、透气性好的棉布，中药不宜填充过多，也不宜过硬，适中即可。

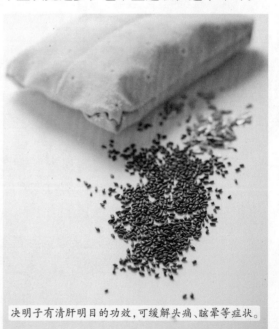

决明子有清肝明目的功效，可缓解头痛、眩晕等症状。

青色食物让肝轻松舒畅

中医认为，青色入肝经。青色的食物有疏肝护肝的功效，经常食用可疏通肝气、滋养肝血、清除肝火，从而起到保护肝脏的作用。那么青色是一种什么颜色呢？《黄帝内经》写道："东方青色，入通于肝。"青即东方色，东方代表着万物的初始，也就是说青色乃草木刚长出时的颜色。人们在日常生活中要吃的青色食物最好是新鲜的、色泽青绿的蔬菜，比如芹菜、菠菜、佛手、芦笋、空心菜等，相对于颜色而言，食物的营养功效更为重要。

芹菜

芹菜维生素和纤维素含量高，有助于促进肝细胞的修复与再生，能辅助治疗脂肪肝。芹菜还能清热降火，对于肝火旺导致的肌肤粗糙、头晕目赤等也有较好疗效。

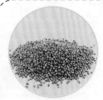

绿豆

中医认为，绿豆入肝经，其性寒，主要功效为清热解毒。绿豆能除肝经湿热，帮助肝脏排毒。

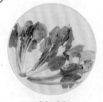

菠菜

菠菜能补血养肝，是春天的时令蔬菜，最适合春天食用。春季肝气旺盛，人容易出现头晕、目赤等症状，菠菜能滋肝养血，可有效缓解这些不适症状。

佛手瓜

佛手瓜可疏肝止咳、理气和中。肝气不舒时，会侵犯脾胃，导致脾胃不和，这样的患者就可以用佛手瓜进行食疗。

青色食物富含大量膳食纤维，可润肠通便，帮助身体排出一部分毒素，从而减轻肝脏的负担。

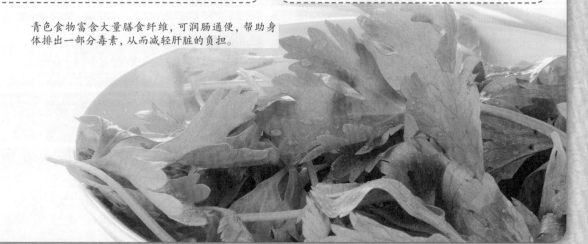

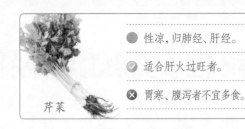

性凉, 归肺经、肝经。

适合肝火过旺者。

胃寒、腹泻者不宜多食。

芹菜

清肝毒 降肝火 芹菜拌花生米

此菜可清肝火, 排肝毒, 补肝血。芹菜茎 300 克, 油炸花生米 30 克, 花椒油、香油、盐各适量。芹菜茎洗净切段, 用开水焯烫, 过凉水, 放入盆中, 加入油炸花生米, 放入花椒油、香油、盐调味即可。

芹菜: 清湿热, 降肝火
花生米: 补肝血

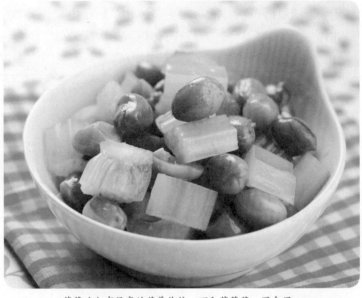

芹菜叶也有很高的营养价值, 可和芹菜茎一同食用。

清肝 泻火 绿豆薏米粥

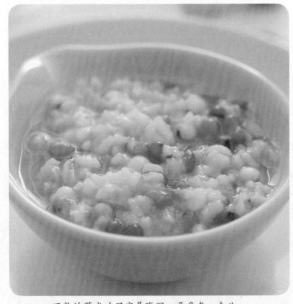

不熟的薏米吃了容易腹泻, 要多煮一会儿。

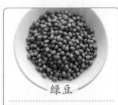

绿豆

性寒, 归心经、胃经。

适合糖尿病患者。

儿童不宜大量喝绿豆汤。

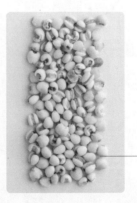

薏米提前浸泡更易煮熟。

此粥可排肝毒, 泻肝火。绿豆 50 克, 薏米 30 克。绿豆、薏米洗净, 放入锅中, 加适量清水, 煮至熟烂即可。

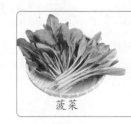

菠菜

- 性凉，归胃经、大肠经。
- 适合经常便秘者。
- 脾胃虚弱者少食。

滋肝养血 菠菜猪肝汤

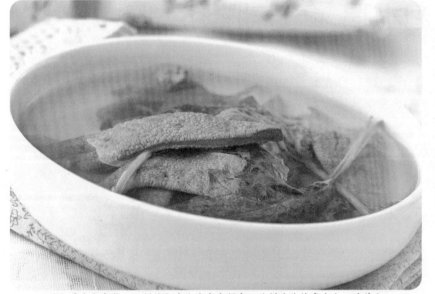

猪肝要充分煮熟，必须使肝完全变成灰褐色，这样才能将寄生虫、病菌和虫卵杀死，以保证食用安全。

此汤可补肝养血。 菠菜、猪肝各 100 克，盐适量。菠菜洗净，略焯。猪肝切片，余烫。将猪肝片放入砂锅中，加水大火煮沸后转小火煮至猪肝熟，再放入菠菜稍煮片刻，加盐调味即可。

疏肝解郁 佛手瓜炒鸡丝

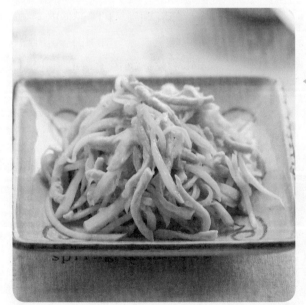

佛手瓜能生发肝气，芳香醒脾，帮助脾胃代谢痰湿，推动被壅滞的气机。

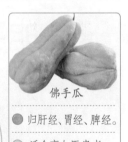

佛手瓜

佛手瓜: 疏肝理气
香橼: 行气健脾

- 归肝经、胃经、脾经。
- 适合高血压患者。
- 阴虚者慎食。

此菜可疏肝解郁，行气止痛。 佛手瓜 200 克，鸡肉 60 克，料酒、鸡蛋清、盐各适量。鸡肉洗净、切丝，用料酒、鸡蛋清腌制；佛手瓜洗净，切丝，焯烫。油锅烧热，放入鸡丝炒至变色，放入佛手瓜丝翻炒，加入盐炒匀即可。

中药调理，养肝护肝

　　除了治病，服用中药也是养生保健的重要方法。养肝以疏肝理气、平肝降火、补肝养血为主，养肝的中药主要有枸杞子、女贞子、菊花、决明子、玫瑰花等。

养肝明目 枸杞子泡水喝，可养肝明目

　　枸杞子的功效相当多，归结起来大致就是滋补肝肾、益精养血、明目消翳、润肺止咳。枸杞子药性平和，所以和许多中药都能搭配，比如配菊花，有明目之功，用于肝肾虚损引起的视力下降、夜盲症等。

　　材料：枸杞子 15 克，菊花 5 朵。

　　做法：用沸水冲泡，代茶饮。

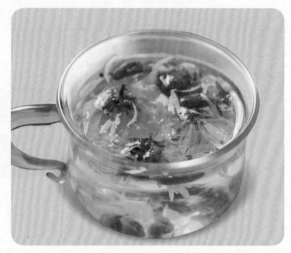

此茶可用于缓解肝火旺引起的目赤口苦等症状。

明目降压 决明子煮粥喝，明目又降压

　　决明子具有养肝明目、润肠通便的功效。决明子可以和其他花草茶、常用中药搭配泡茶或煮粥，如和菊花、枸杞子、山楂、桃仁一起，可以清热平肝、降脂降压。下面介绍一道家常养生药膳——菊花决明子粥，可缓解高血压、高脂血症以及习惯性便秘。

　　材料：决明子 15 克，菊花 10 克，粳米 50 克，冰糖适量。

　　做法：先把决明子放入砂锅中炒至微有香气，取出，待冷却后与菊花加水煎煮，去渣取汁，放入粳米煮粥，粥将熟时，加入冰糖，再煮片刻即可食用。

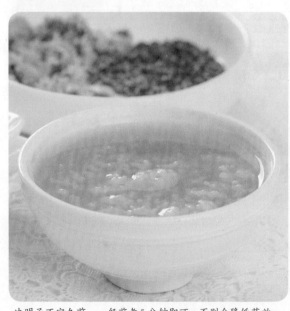

决明子不宜久煎，一般煎煮 5 分钟即可，否则会降低药效。

疏肝理气 用郁金来疏肝理气，活血化瘀

郁金具有活血止痛、行气解郁、疏肝利胆、清心凉血的功效，还具有调节免疫力、改善血液循环、抗自由基损伤的作用。郁金药性偏寒，擅长治疗肝郁、气滞、血瘀导致的痛症。郁金和炙甘草、绿茶煎水，可用于治疗瘀血阻络型慢性肝炎。

材料：醋制郁金 9 克，炙甘草 3 克，绿茶 2 克，蜂蜜 24 克。

做法：水煎服，时时饮之，每日 1 剂。

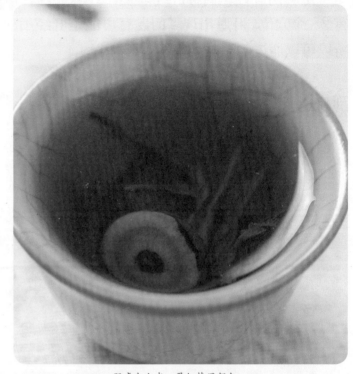

阴虚失血者、孕妇禁用郁金。

调经止痛 香附是调经止痛的良药

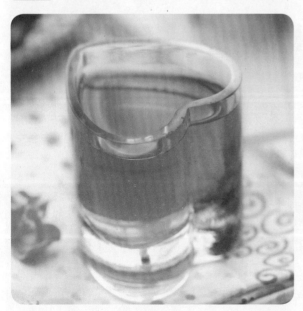

香附具有理气解郁、调经止痛的功效，能够行气止痛、调经，可用于治疗肝气郁结、胸胁及胃腹胀痛。香附还可治疗痛经、月经不调、闭经等症，因此，历代医家称香附为妇科良药。下面介绍一道月季香附方，可活血行气，用于缓解月经不调。

材料：香附、月季花、当归、益母草各 15 克。

做法：水煎，去渣取汁，温服，可代茶饮。

香附还可与柴胡、川芎搭配，可活血化瘀，行气止痛，缓解痛经。

常刺激肝经，养肝护肝

足厥阴肝经，简称肝经，十二经脉之一，该经共有28个穴位。肝脏出现了问题有可能是肝经不通了，所以可以通过刺激肝经来养护肝脏。

刮痧、按摩、针刺穴位，疏肝气，降肝火

刮痧两肋，可疏肝理气；刮痧期门穴，可理气活血；刮痧章门穴，可疏肝健脾、清利湿热；刮痧行间穴，可清肝泻火；按摩太冲穴，可排肝毒、消肝火；针刺大敦穴，可疏通肝经。

穴位疗法小贴士

刮痧时间
3分钟左右

按摩时间
3~5分钟

注意事项

刮痧时间不宜过长，如果被刮者出现不适，应立即停止。

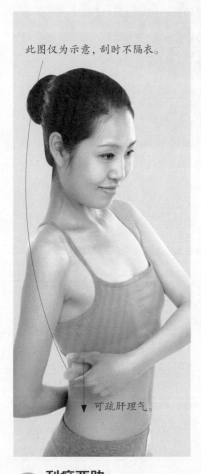

此图仅为示意，刮时不隔衣。

可疏肝理气。

① 刮痧两肋

用刮痧板自上而下对两肋进行刮拭，以出痧为宜，至痧退后再刮第2次。

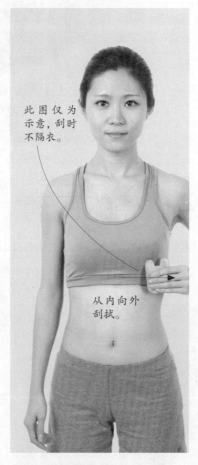

此图仅为示意，刮时不隔衣。

从内向外刮拭。

② 刮痧期门穴

用面刮法刮拭期门穴，刮至皮肤出痧为宜，至痧退后再刮第2次。

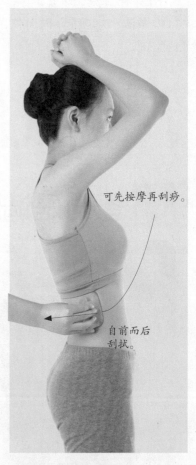

可先按摩再刮痧。

自前而后刮拭。

③ 刮痧章门穴

用面刮法刮拭章门穴，刮至皮肤出痧为宜，至痧退后再刮第2次。

丑时保持熟睡

丑时保持熟睡是对肝最好的关怀。如果丑时不能入睡，肝脏还在输出能量支持人的思维和行动，就无法完成新陈代谢。

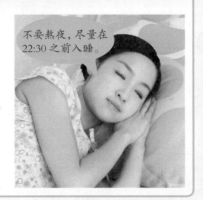

不要熬夜，尽量在 22:30 之前入睡。

1:00~3:00

为丑时，
阳气生发，
肝经当令，
是保养肝经的
最佳时间。

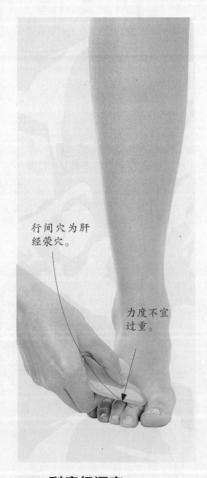

行间穴为肝经荥穴。

力度不宜过重。

④ 刮痧行间穴

用角刮法对行间穴进行刮拭，刮至皮肤出痧为宜，至痧退后再刮第 2 次。

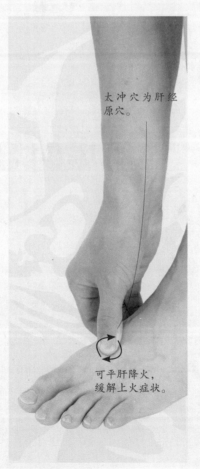

太冲穴为肝经原穴。

可平肝降火，缓解上火症状。

⑤ 按摩太冲穴

用拇指指腹对太冲穴进行按揉，每次 3~5 分钟，以感到酸胀为宜。

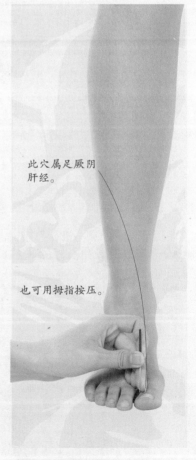

此穴属足厥阴肝经。

也可用拇指按压。

⑥ 针刺大敦穴

用三棱针点刺大敦穴，点刺出血即可。

脾不虚，病不找

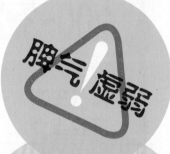

脾气虚弱

脾胃是气血生化之源，如果脾气虚弱，气血生化不足，皮肤得不到足够的滋润和营养，就会变得暗淡、萎黄。

皮肤变得暗淡、萎黄

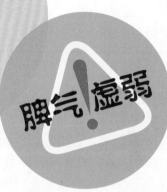

脾气虚弱

经常在睡觉时流口水

"脾主涎"，"涎"即口水。气有固摄作用，如果脾气虚弱，固摄功能减弱，涎就会不受约束，在睡觉的时候流出来。

NO

脾虚的 8 个危险信号

口唇颜色淡白，并且很干燥

口唇者，脾之官也。脾胃的问题会表现在口唇上，脾胃不好的人常嘴唇发白、没有血色，非常干燥，容易起皮、有裂口。

脾胃有问题

消化不好，经常腹泻

经常腹泻也与脾虚有关，主要是脾阳虚。脾虚导致食物得不到很好的消化，因此发生腹泻。

脾阳虚

脾阳不足、
胃火旺

如果脾阳不足，津液生成受限，就会导致大肠动力不足，继而造成功能性便秘。另外，胃火亢盛，耗损津液，也可导致大便燥结，排便困难。

经常便秘，排便困难

脾运失常

如果脾运失常，营养物质堆积在体内，会形成肥胖。脾胃功能低下时，食物不能被运化，而是直接被排出，身体缺乏营养，人就会变得消瘦。

过于肥胖或过于消瘦

脾胃虚弱的人容易出现畏冷、手脚冰凉的症状；脾虚也容易出现肤色暗黄、皮肤松弛、缺乏红润与光泽。每顿多吃一点就会出现饱胀感，不易消化。所以，养好脾才能为人体提供足够的营养。

胃胀气、泛酸、打嗝、口臭

脾胃如果有湿热，清气不能上升，浊气不能下降，就容易引起胃胀气、泛酸、打嗝等不适。当浊气顺着食道上行到口腔，就会形成口臭，并且舌苔厚腻。

脾胃受寒

吃点凉的或受凉就胃痛

腹部受凉、过量食用寒凉食物、情绪大起大落、脾胃虚寒等，都可能导致胃痛，这是胃损伤的直接表现。

脾胃有湿热

饮食不规律会使胃酸分泌异常，由此损伤胃黏膜，影响脾胃正常的消化吸收功能。

饮食不规律，损伤胃黏膜

伤脾！伤胃

劳累、思虑过度，耗伤精气

劳累、思虑过度会使脾运化水湿的功能失常，从而降低免疫力，易使人患上脾胃疾病。

伤脾、气血虚

NO

易伤脾的 6 种生活习惯

脾虚、伤气血

起得晚，错过早餐

经常起床太晚，错过吃早餐，脾没有可以运化的东西，久而久之人就会变得虚弱，出现消瘦、流口水、水肿等问题。

油腻、甜腻的食物，脂肪和糖含量都很高，若食用过量，不利于脾胃的运化。

影响脾胃运化

经常吃油炸食物和甜食

长期节食减肥

长期节食减肥会使脾胃功能退化，过度节食时，脾胃就会因为得不到足够的水谷来消化吸收，从而产生机能的退化。

脾的主要功能是消化吸收、转输营养物质，统摄血液。脾运化水谷精微的功能失常，则不能化生气血，易出现消瘦、气血衰弱等症。

脾胃功能退化

刺激！脾胃

小病小痛，胡乱吃药

经常随意吃药，如止痛药、减肥药、清火药等，会损伤脾胃，严重的甚至会导致腹泻、腹痛等。

长夏时节要注意防湿健脾

中医所说的长夏，是指夏末秋初交替转换之际，此时气候炎热多雨，空气湿度较大。在长夏时节，很多人会出现腹部胀满、食欲缺乏、口淡无味、大便溏稀，甚至腹泻，这与脾土受湿有关系，需要防湿健脾。中医认为，脾惧怕湿邪，很容易被湿邪所伤。长夏时节，外界的湿热邪气比较重，若是饮食上再不加以注意，如暴饮暴食、嗜辣等，就有可能导致脾受湿邪所扰。脾感受湿邪，导致脾胃之气不运，就会影响到脾的消化吸收功能，由此出现消化问题。长夏时节，为了防止湿邪困脾，可适当食用具有健脾除湿功效的食物，如薏米、赤小豆、冬瓜等。

饭后散散步，健脾胃，助消化

俗话说"饭后百步走，能活九十九"，经常散步，可健运四肢，调理脏腑功能。《黄帝内经》中说"脾主肌肉、四肢"，所以经常散步也能健脾胃，加强胃肠蠕动，提高消化吸收能力，防止消化不良、便秘、腹胀等问题的发生，从而起到养护脾胃的目的。

如果是饭后散步，要在吃完饭30分钟后进行，不要饭后立即散步，否则血液从胃肠过多地流向四肢，影响消化和吸收，特别是心血管不好或胃下垂的患者，更应注意。

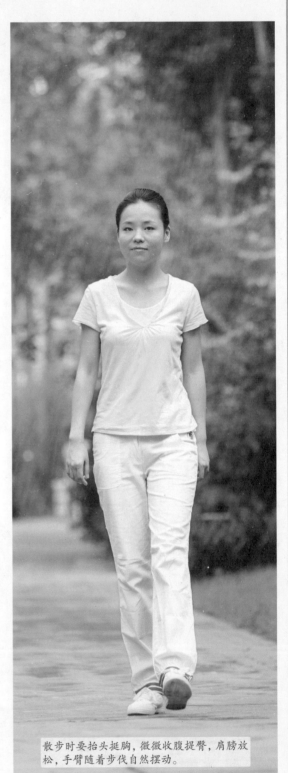

散步时要抬头挺胸，微微收腹提臀，肩膀放松，手臂随着步伐自然摆动。

经常吃黄色食物，脾更有活力

根据中医理论，黄色与脾对应，黄色食物摄入体内，能够起到健脾、补脾的作用。食用黄色食物不仅能保护胃黏膜，还能预防胃炎、胃溃疡等疾病的发生。常见的黄色食物有小米、南瓜、玉米、胡萝卜、黄豆、红薯、土豆、香蕉等。

小米

小米味甘、咸，具有健脾和胃、补益虚损、健胃除湿、和胃安眠等功效，特别适合脾胃虚弱的人食用。

南瓜

现代营养学认为，南瓜中含有多种氨基酸、胡萝卜素、B 族维生素、维生素 C、维生素 E 和钙、钾、锌等矿物质及果胶等，对脾胃虚弱人群有辅助食疗的功效。

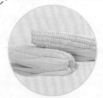

玉米

玉米含有丰富的不饱和脂肪酸和亚油酸，与富含蛋白质、钙的排骨搭配，有健脾养胃的作用。玉米可调中健脾、利尿消肿，还富含膳食纤维，可促进消化。

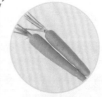

胡萝卜

胡萝卜有较好的养肝明目的功效，可改善视力减退、夜盲症等。其含有的木质素，对于肝癌有一定的预防功效。胡萝卜还有助于细胞增殖与生长，增强人体免疫力。

黄色食物不仅健脾胃，还能减少面部色斑，延缓衰老。

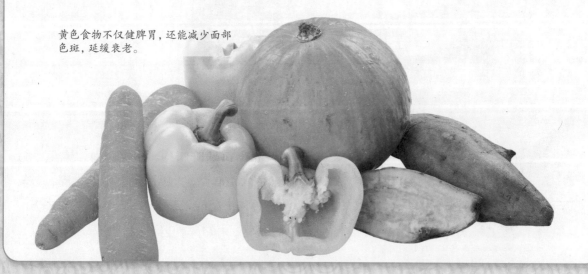

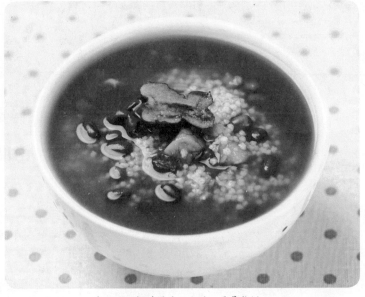

健脾和胃 茯苓赤小豆小米粥

● 归脾经、肾经、胃经。

✓ 熬粥食用疗效较佳。

✕ 不宜食用陈小米。

小米

此粥健脾和胃，补血消肿。 小米、赤小豆各 30 克，茯苓 5 克，大枣 2 颗。茯苓水煎，去渣取汁；大枣洗净，切开去核。小米、赤小豆分别洗净，和大枣一同放入锅中，加适量水，倒入药汁熬煮成粥即可。

小米：健脾和胃
赤小豆：补血消肿
茯苓：健脾除湿

赤小豆可提前浸泡 2 小时，更易熟烂。

健脾暖胃 南瓜大枣粥

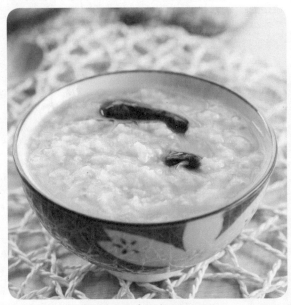

南瓜

● 性温，归脾经、胃经。

✓ 一般人群均可食用。

✕ 湿热体质、气滞者不宜食。

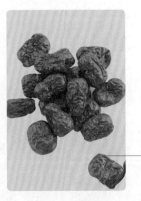

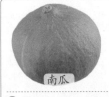

大枣健脾补血效果好。

此粥可健脾暖胃，补气养血。 南瓜 200 克，粳米 100 克，大枣适量。南瓜去皮，洗净切块；大枣洗净，去核；粳米淘洗干净备用。将准备好的材料一同熬成煮粥即可。

南瓜和粳米做粥有健脾暖胃的效果，
搭配大枣食用健脾效果更佳。

健脾益气 胡萝卜玉米鲫鱼汤

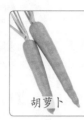

胡萝卜

- 性平，归肺经、脾经。
- 适合营养不良者。
- 胃虚弱者不宜生吃胡萝卜。

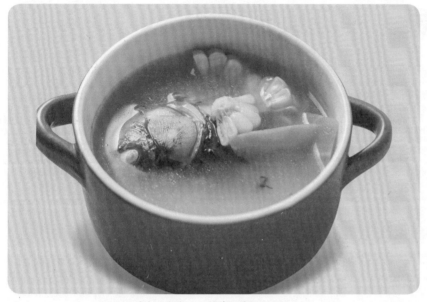

胡萝卜炖煮食用，营养更易被人体吸收。

此汤可健脾养肝，益气活血。 鲫鱼 1 条，胡萝卜、玉米各 1 根，姜片、盐各适量。鲫鱼处理干净，用油略煎；胡萝卜去皮，洗净切块；玉米洗净，切段。将除盐外所有原料放入砂锅中，加适量水，小火煲 40 分钟，加盐调味即可。

健脾和胃 玉米山药汤

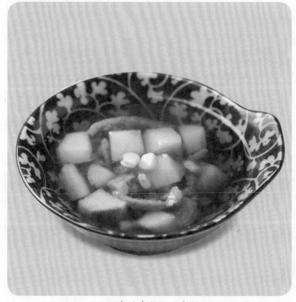

可在汤中加入玉米须。

玉米：健脾和中
山药：健脾固肾
陈皮：健脾理气

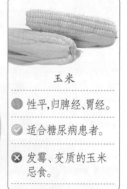

玉米

- 性平，归脾经、胃经。
- 适合糖尿病患者。
- 发霉、变质的玉米忌食。

此汤可健脾和胃、固肾。 山药 30 克，玉米粒 30 克，陈皮 6 克，芡实粉、盐各适量。山药去皮，洗净切小块；玉米粒、陈皮洗净备用。玉米粒和山药用水煮熟后，放入陈皮、芡实粉，加盐调味即可。

中药调理，轻松赶走脾胃病

脾胃是人体的后天之本，如果脾胃虚弱，必然会影响其他脏腑器官的气机和功能，各种疾病会随之而来，正如明代医家孙文胤所讲"脾胃一伤，则五脏皆无生气"。可以利用一些中药进行调理，使脾胃功能协调，身体健康少生病。

健脾开胃 消化不良，用陈皮来调理

陈皮味辛、苦，性温，可健脾开胃、止咳化痰、理气和中。陈皮中的挥发油可以缓和消化道所受的刺激，利于排出积气，对食积不消、腹胀的改善效果良好。下面介绍一道陈皮粥，可开胃健脾，有效缓解消化不良。

材料：粳米 50 克，陈皮 10 克，枸杞子适量。

做法：陈皮清洗干净，切成碎末；枸杞子、粳米洗净。将陈皮和粳米一同放入锅中，加适量水，开火煮粥，待粥将熟时，放入枸杞子稍煮片刻即可。

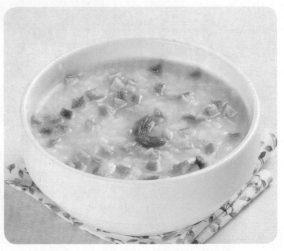

陈皮还可用来泡水喝，可清热化痰、去燥。

补脾健脾 食谱中加白术，腹泻好得快

腹泻与脾气虚弱、脾不健运有关，所以可以通过补脾健脾进行调理。白术是典型的益气健脾的药材，食谱中加入适量的白术，可起到健脾的功效。白术能够补充虚弱的脾气，将脾气补足了，自然就能促进脾的运化功能，增强脾胃的消化能力，从而使腹泻得以好转。

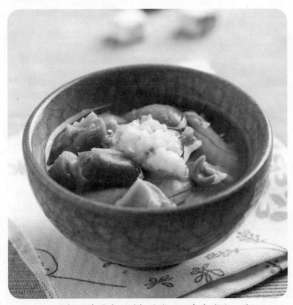

可缓解因脾胃虚弱引起的腹泻、食少腹胀、胸闷欲呕、神疲乏力、气虚自汗等症。

材料：炒白术 20 克，茯苓 15 克，猪肚 250 克，盐、姜末、料酒各适量。

做法：将炒白术、茯苓洗净，放入砂锅中，加适量水，煎煮 2 次，去渣取汁；猪肚洗净，切块，略汆。锅中加水，煎煮至猪肚熟烂，倒入药汁，稍煮，入盐、姜末、料酒调味后即可食用。

健脾和胃 小儿积食，用神曲来消食

神曲味甘、辛，药性温和，具有健脾和胃、消食调中的功效。常用于治疗食滞脘腹胀满、食少纳呆、肠鸣腹泻等。对于小儿积食，用神曲调理较为合适。

材料： 炒神曲 15 克，粳米 50 克。

做法： 将炒神曲研成细末，放入锅中，加适量水浸泡 10 分钟。用大火煮神曲末，在药汤煮至剩余一半时放入粳米，再加适量清水，煮成粥即可。

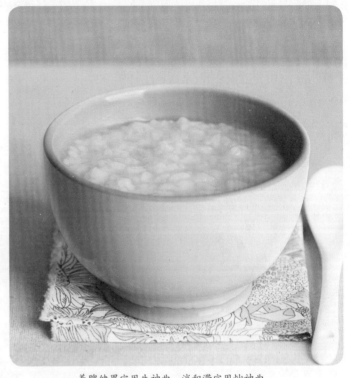

养脾健胃宜用生神曲，消积滞宜用炒神曲。

行气消食 麦芽，消化不良就用它

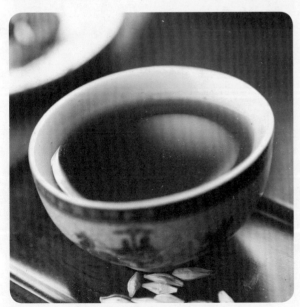

孕妇、哺乳期女性慎用麦芽。

麦芽即小麦发的芽，具有行气消食、健脾开胃、退乳消胀的功效，主要用于缓解食积不消、脘腹胀痛、脾虚食少、乳房胀痛等。麦芽分为生麦芽、炒麦芽、焦麦芽三种，生麦芽长于健胃，还能通乳；炒麦芽行气消食，用于回乳；焦麦芽促消化，可消食导滞，用于缓解消化不良。

材料： 焦麦芽 200 克，山楂、甘草各 50 克。

做法： 将以上三味药研成细粉，每次取 2 克，开水冲服。

疏通经络，让脾胃保持强壮

除了饮食、中药调理脾胃外，穴位疗法也是调理脾胃的一种中医疗法。采用刮痧、艾灸或按摩疗法对脾经、膀胱经和丰隆穴、中脘穴、足三里穴等穴位进行刺激，可达到保健脾胃的目的。

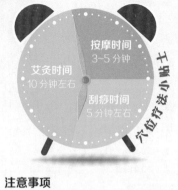

按摩时间
3~5分钟

艾灸时间
10分钟左右

刮痧时间
5分钟左右

穴位疗法小贴士

刮痧、艾灸、按摩穴位，健脾和胃

刮痧脾经，可调理脾胃；刮痧膀胱经，可畅通气血；艾灸丰隆穴，可健脾除湿；艾灸中脘穴，可和胃降逆；按摩足三里穴，可健脾益气；按摩脾俞穴，可健脾益胃。

注意事项

如果给小儿刮痧，要先涂抹刮痧油，力度要轻，以免刮伤小儿皮肤。

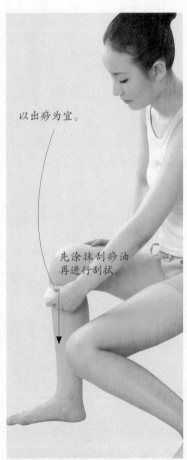

以出痧为宜。

先涂抹刮痧油再进行刮拭

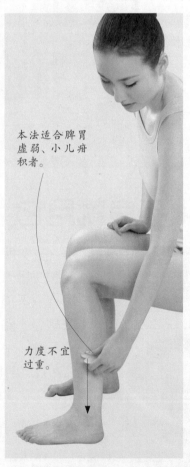

本法适合脾胃虚弱、小儿疳积者。

力度不宜过重。

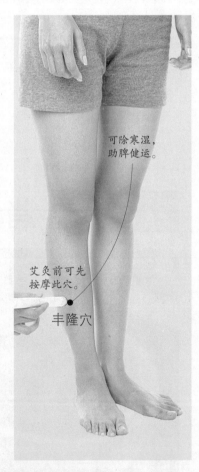

可除寒湿，助脾健运。

艾灸前可先按摩此穴。

丰隆穴

1 **刮痧脾经**

用面刮法刮拭脾经，每次刮拭5分钟即可，至痧退后再刮第2次。

2 **刮痧膀胱经**

用面刮法刮拭膀胱经，每次刮拭5分钟即可，至痧退后再刮第2次。

3 **艾灸丰隆穴**

点燃艾条，距离丰隆穴3~5厘米施以温和灸，以皮肤出现红晕为宜。

经常敲打脾经，让气血通畅

　　巳时气血最旺，可用木槌或拳头敲打脾经，如果拍打时发现痛点，表明脾经有堵塞的地方，可在此处重点按揉，打通瘀堵，从而使整条脾经气血通畅。

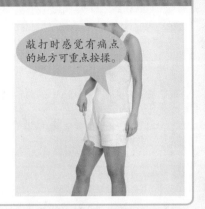

敲打时感觉有痛点的地方可重点按揉。

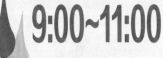

9:00~11:00

为巳时，
**是气血流注
于脾经的时段，**
也是气血
最旺的时段。

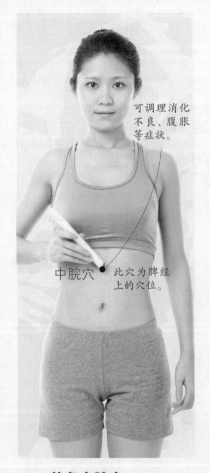

可调理消化不良、腹胀等症状。

中脘穴　此穴为脾经上的穴位。

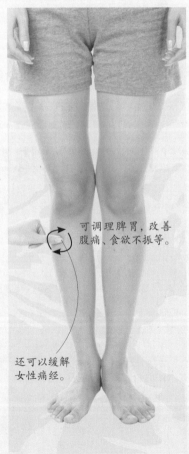

可调理脾胃，改善腹痛、食欲不振等。

还可以缓解女性痛经。

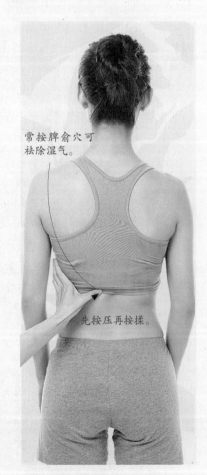

常按脾俞穴可祛除湿气。

先按压再按揉。

4 艾灸中脘穴
　　点燃艾条，距离中脘穴 3~5 厘米施以温和灸，以皮肤出现红晕为宜。

5 按摩足三里穴
　　用拇指指腹对足三里穴进行按揉，每次 3~5 分钟，以有酸胀感为宜。

6 按摩脾俞穴
　　拇指指腹放置在脾俞穴上，逐渐用力向下按压，当感到酸痛时，再顺时针按揉。

养好肺，气色好更年轻

邪气犯肺

肺气能调度身体里面的津液，若是肺气不宣，导致水液不能正常输布和排泄，水湿停聚不化，就会发生水肿。

容易水肿，多是肺气虚

肺气虚

中医认为，肺开窍于鼻。如果邪气犯肺，肺气失宣，则鼻的功能失常，就会表现出鼻塞、流涕、嗅觉失灵或鼻出血等症状。

鼻塞、流涕、鼻出血，多是肺部出现问题

NO

肺脏虚衰的 8个典型特征

咳嗽，肺有问题的直接信号

咳嗽是肺有问题最明显的信号。干咳无痰或痰量很少，一般是急性咽炎、支气管炎的初期，一部分肺癌患者也会出现此症状。

急性咽炎、支气管炎

皮肤不好，面色苍白或患痤疮

肺主皮毛。如果肺热伤津，阴虚血燥，就会面色苍白憔悴；肺气失宣，则会湿气聚集而生痤疮。

肺热、肺气虚

中医认为，肺主气，肺为声音之门，肺气可鼓动声带而发声。肺气足，自然声音洪亮；肺气虚，鼓动声带的力气不足，自然声音就比较小。

声音低怯，不敢大声说话

肺气虚

肺居于五脏六腑的最高位置，也是最容易受损害的脏器，受寒、受热、受湿，都会引发各种反应。同样，一些部位的变化也反映出肺的健康状况。

肺经不通

凌晨 3~5 点是寅时，此时气血运行至肺经，肺经不通，就会出现各种反应，如咳嗽、失眠、疼痛、胸闷等。肺功能不好的人常会在此时醒来。

凌晨 3~5 点容易醒来

经常咳喘，伴有便秘

中医认为，肺与大肠相表里。肺部有问题，导致大肠传导失常，形成便秘。所以，经常咳喘或者有肺病的人，常会伴有便秘症状。

肺气虚

总是很慵懒，稍微做点事就容易疲劳

容易疲倦乏力的人与肺气不足有一定的关系。人的肺气不足，气血亏虚不能朝百脉，供给身体的能量匮乏，人往往就比较容易疲劳。

可能有肺病

导致！肺燥

"形寒饮冷则伤肺"。寒邪伤肺最甚，很多肺功能差的人一吃凉的就咳嗽，这是寒邪伤了胃，进而影响到肺，使肺的防御功能降低。

喜欢吃寒凉食物，爱喝冷饮

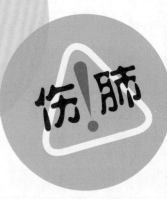

由于"肺属娇脏，喜润而恶燥"。因此饮食上应忌食辛辣、戒酒，以免耗津伤阴。

嗜好辛辣食物，耗津伤阴

NO

易伤肺的 8 种生活习惯

经常抽烟，刺激肺部

香烟燃烧时产生的烟雾中有大量的一氧化碳和焦油，对呼吸道会产生很大的毒害和刺激作用，容易损伤气管及肺泡。

油烟、雾霾，对肺部不利

雾霾和油烟中含有多种对人体有害的物质，损伤肺脏健康，极易诱发气管炎、咽炎、鼻炎、支气管哮喘等疾病。

支气管炎、咽炎

伤肺、伤呼吸道

吹空调时，室内空气不流通，二氧化碳浓度较高，同时温度又低，导致肺功能下降，抵抗力变弱。

夏天吹空调，抵抗力下降

引发哮喘

喜欢吃零食，易引发哮喘，部分动物性的食物、巧克力、可乐等也容易引发哮喘，对肺腑造成伤害。

嗜好零食，易引发哮喘

肺功能下降

肺属"娇脏"，具有"娇嫩""娇弱"的特点，一些外邪通过口鼻进入体内，首先侵犯的就是肺。一些不合理的生活方式也会对肺造成直接或间接的伤害。

经常熬夜，会伤肺阴

经常熬夜会消耗人体阴液，容易导致阴虚。肺阴不足，水不制火，血热内生，导致呼吸道干燥、上火。

忧愁过度，损伤肺

中医认为，肺在志为忧。经常忧愁过度、整日愁容满面就会伤及肺气，对肺造成伤害。

肺阴虚、上火

秋天保持神志安宁，以收藏气血

四季中秋季主收，气候由阳转阴，阴血开始潜藏于内，所以秋季是一年中的收藏之季，人的气血、津液均宜收而不宜散。只有收敛好自己的精气，才能保护气血、津液不外泄，以缓和秋天肃杀之气对人体的不利影响。

秋天，万物开始凋零，所以很多人出现悲秋的情绪。若是这种不良情绪持续时间长，则会损伤肺脏。那么为什么悲伤情绪会损伤肺脏呢？中医认为，一个人的情绪变化会影响到气血的运行，若是经常悲伤会导致气郁。肺主气，能宣发周身的气血，若是气郁不畅，自然就会损及肺脏。喜气有利于气血运行，所以平时要保持情绪舒畅，尽量远离悲伤情绪，通过对情绪的调整来更好地养护脏腑。

每天 1~2 次深呼吸，能锻炼肺脏

深呼吸有两个好处：第一，通过深呼吸，可以帮助肺将气进一步肃降和宣发，同时也能吸入更多自然界中的清气，有助于促进身体健康；第二，深呼吸是呼、吸两个过程，吸入清新之气的同时也有助于将更多的浊气排出体外。经常做深呼吸，有助于增强肺的功能，增强身体活力。注意深呼吸应选在空气好的地方，呼吸要缓慢，注意身体放松。

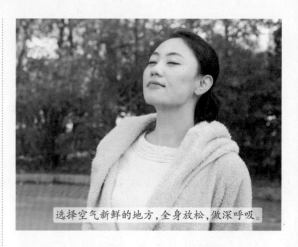
选择空气新鲜的地方，全身放松，做深呼吸。

经常游泳，增加肺活量，强健肺

肺活量的大小可以反映肺功能的强弱。肺活量大，肺功能较强；反之则弱。而增大肺活量较为行之有效的方法就是游泳了。

首先，游泳时要消耗很多氧气，这就会调动肺泡的积极性，无形中就是在做深呼吸，从而增加肺活量。其次，游泳属于全身运动，尤其是手臂的运动，能使胸肌、膈肌和肋间肌等呼吸肌得到锻炼，从而提高肺的通气功能。再者，游泳时增加了水对胸廓的压力，呼吸时，水对胸廓的压力有利于气体从肺内排出，从而使肺泡充分伸缩，加强肺泡的弹性。

游泳不等于玩水，持续地游才对提升肺活量有帮助。每次最好以 50 米为距离，来回反复游，保持一定的速度。游泳的次数应保持在至少每周 1 次，才能真正起到健身效果。

白色食物可养肺润肺

　　白色食物可以调理肺脏功能，提升肺脏免疫力。白色入肺，并非所有白色食物都能够利肺，而是补肺的食物、药物多为白色。白色食物不仅能补肺气，还有清肺润燥、止咳的作用，如梨、冬瓜、莲藕、百合、白菜、银耳、白萝卜等。

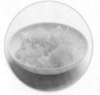

银耳

银耳中所含的银耳多糖有降血脂、降血糖的功效。银耳含有天然胶质，具有滋阴作用，长期服用不仅能润肺安神，还有美容养颜的功效。

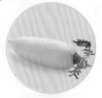

白萝卜

白萝卜不仅开胃、助消化，还能滋养咽喉、化痰顺气，有效预防感冒，对急性咽炎、慢性咽炎有很好的治疗作用，可缓解咽痛、咽干等症状。

荸荠

荸荠主要功效为清热。不管是虚热还是实热，均能达到清热的目的。荸荠还可滋阴润肺，改善肺阴虚导致的咳嗽、咽干等问题。

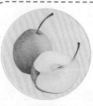

梨

梨含水量大，具有润肺清热的功效。用梨进行食疗可以改善肺阴虚导致的咳嗽、咽干等问题，特别适合秋天食用，可除肺燥、肺热。

白色水果、蔬菜一般脂肪含量比较低，所以很适合高血压、心脏病等心脑血管患者食用。

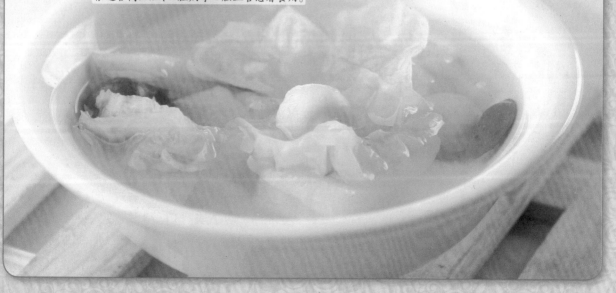

滋阴润肺 银耳莲子羹

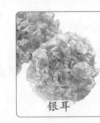

银耳

- 性平，归肺经、胃经、肾经。
- 一般人群皆可食用。
- 外感风寒者少食。

此羹滋阴降火，润肺清痰。
银耳 10 克，莲子 5 颗，枸杞子、冰糖各适量。银耳泡发，洗净，去蒂撕小块；莲子、枸杞子洗净。银耳、莲子放入锅中，加水小火炖 40 分钟，再放入枸杞子稍煮片刻，最后加冰糖拌匀即可。

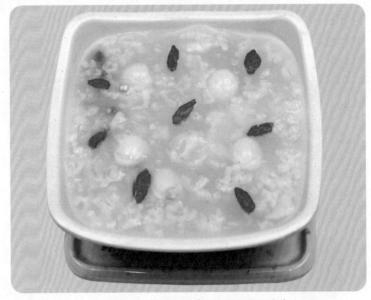

银耳：滋阴润肺
莲子：清心降火
冰糖：生津止渴

秋季干燥，常食银耳有很好的润肺保健作用。

润肺化痰 萝卜百合汤

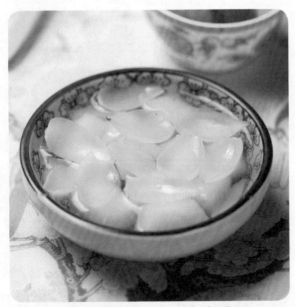

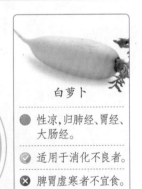

白萝卜

- 性凉，归肺经、胃经、大肠经。
- 适用于消化不良者。
- 脾胃虚寒者不宜食。

白萝卜：除痰润肺
百合：润肺止咳

白萝卜皮中含有杀菌的成分，最好带皮食用。

此汤可润肺化痰，益气养肺。百合 30 克，白萝卜 50 克，盐适量。百合洗净；白萝卜去皮洗净，切小块。白萝卜块放入锅中，加水适量，煮熟后，放入百合稍煮，加盐即可。

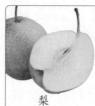

- 性凉，入肺经、胃经。
- 适合慢性支气管炎患者。
- 胃酸者少食。

梨

止咳化痰 猪肺梨汤

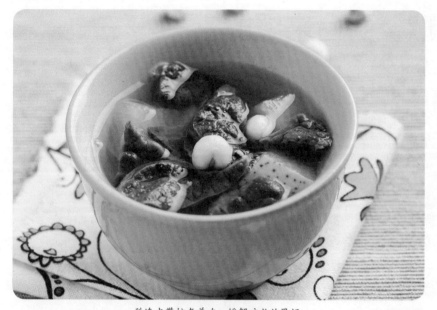

梨连皮带核煮着吃，缓解咳嗽效果好。

此汤可止咳化痰，润肺生津。猪肺半个，川贝母、梨、盐各适量。将猪肺切厚片，洗净后余烫5分钟；梨洗净，连皮切块；川贝母洗净。猪肺片、川贝母、梨块放入锅内，煲40分钟，加盐调味即可。

生津润肺 荸荠雪梨汁

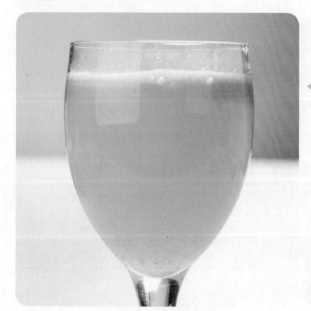

小儿消化能力弱，不宜多食荸荠。

荸荠: 润肺生津
雪梨: 润肺化痰

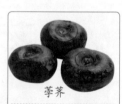

荸荠

- 性寒，归肺经、脾经、胃经。
- 适合便秘者食用。
- 脾胃虚寒不宜食用。

此果汁有助于缓解肺燥胸痛、干咳少痰等症状。荸荠、雪梨各200克。荸荠、雪梨洗净，去皮，雪梨去核，都切成小块，一同放入榨汁机中，可加适量水，榨汁即可。

中药调理，滋阴润肺不咳嗽

肺部有问题，最常见的症状就是咳嗽，咳嗽时间长了有可能引发严重的疾病，如肺结核等。要及时查明咳嗽原因，对症调理。平时可选用一些滋阴润肺、止咳的中药进行调理，如百合、沙参、麦冬等，可以泡茶，也可做成药膳来食用。

清热润燥 肺燥咳嗽，百合来缓解

百合有润燥清热的功效，能排肺毒、热毒，常用来缓解肺燥、咳嗽等症状，而且鲜百合中的营养物质对皮肤十分有益。下面介绍一道缓解咳嗽的食疗方——银耳百合豆浆。

材料：黄豆 60 克，银耳、鲜百合各 10 克，香蕉 1 根，冰糖适量。

做法：银耳泡发，撕成小朵；鲜百合剥开，洗净；香蕉去皮，切成小块。将黄豆、银耳、鲜百合、香蕉块放入豆浆机中，加适量水打成豆浆。过滤后加冰糖搅拌均匀即可。

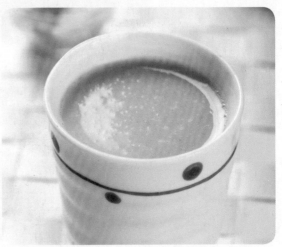

鲜百合中富含黏液质和维生素，不仅润燥，还能加强皮肤细胞新陈代谢，有一定的美容作用。

润肺止咳 干咳无痰，喝沙参麦冬茶

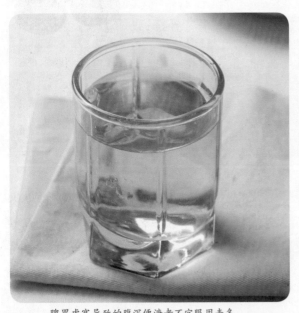

脾胃虚寒导致的腹泻便溏者不宜服用麦冬。

沙参是治肺虚热咳的良药，其性凉，味甘，归肺经、胃经，具有养阴清热、润肺止咳的功效。沙参分南北两种，北沙参偏于养阴生津止渴，南沙参偏于清肺祛痰止咳，所以清肺热、止咳用南沙参较好。麦冬性寒，味甘，有滋阴之功，既擅长清养肺胃之阴，又可清心经之热，是一味滋清兼备的补益良药。沙参和麦冬泡茶，具有滋阴润肺、止咳化痰的功效。

材料：南沙参 9 克，麦冬 6 克，甘草 3 克。
做法：用沸水冲泡，去渣取汁，代茶饮服。

止咳化痰 川贝母蒸梨，肺热咳嗽才可用

川贝母具有止咳化痰、清热散结、润肺的功效，主要用于热证咳嗽，如风热咳嗽、肺阴虚咳嗽。川贝母药性平和，所以适合儿童止咳用。当孩子咳嗽时，很多人想到用川贝母蒸梨来缓解，但是要注意，川贝母蒸梨只适用于久咳无痰的阴虚咳嗽，不适合风寒咳嗽。

材料：雪梨 1 个，川贝母粉 5 克，冰糖适量。

做法：雪梨洗净，去核掏空，放入川贝母粉和冰糖，加适量清水，盖上梨盖，放入蒸锅中，大火蒸 30 分钟，连梨带汤一起食用。

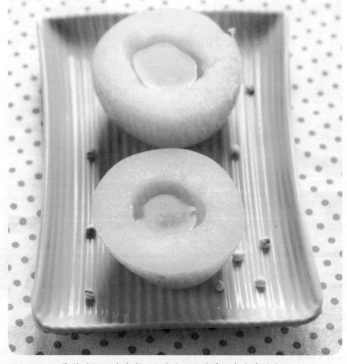

蒸梨时间不宜太长，否则川贝母的药用成分会流失。

宣肺利咽 咳嗽咽痛，桔梗来消除

外感风寒之后，很容易出现咽喉肿痛，这时可以用桔梗来缓解。桔梗性微温，具有宣肺、利咽、祛痰、排脓的功效。除了用来缓解咽痛，桔梗对于咳嗽痰多、胸闷不畅、音哑等也有一定疗效。桔梗很适合用来泡茶喝，可化痰止咳、宣肺降气。

材料：桔梗、生甘草各 5 克。

做法：将桔梗、生甘草放入茶杯中，用沸水冲泡，可代茶饮。

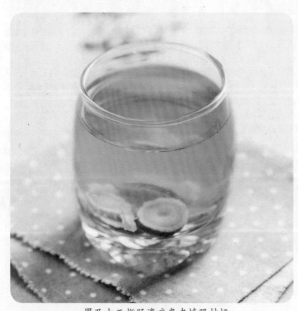

胃及十二指肠溃疡患者慎服桔梗。

疏通经络，养好肺，少感冒

中医穴位疗法保养肺部主要以清肺热、补肺气为主，以增强肺功能，预防感冒，缓解咳嗽。刮痧疗法可宣肺排毒，按摩可增强肺功能，艾灸可温补肺气。

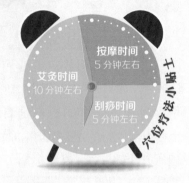

按摩时间 5 分钟左右
艾灸时间 10 分钟左右
刮痧时间 5 分钟左右
穴位疗法小贴士

刮痧、按摩、艾灸穴位，止咳补肺气

刮痧肺经，可清肺热；刮痧大肠经，可养肺排毒；按摩中府穴，可增强肺气；按摩鱼际穴，可增强肺功能；艾灸尺泽穴，可缓解咳嗽；艾灸肺俞穴，可温补肺气。

注意事项

艾灸前和艾灸后都要喝一杯温开水，以润肺燥。

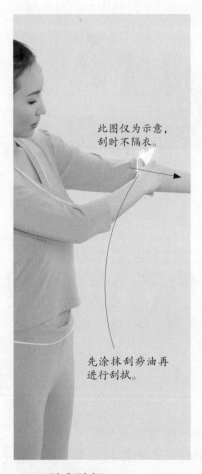

此图仅为示意，刮时不隔衣。

先涂抹刮痧油再进行刮拭。

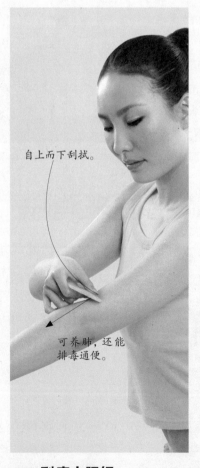

自上而下刮拭。

可养肺，还能排毒通便。

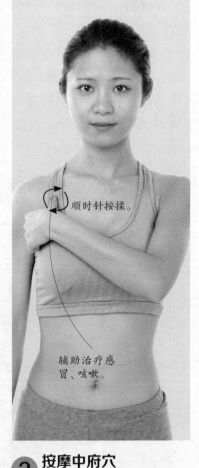

顺时针按揉。

辅助治疗感冒、咳嗽。

1 刮痧肺经

用面刮法刮拭肺经，每次刮拭 5 分钟左右，至痧退后再刮第 2 次。

2 刮痧大肠经

用面刮法刮拭大肠经，每次刮拭 5 分钟左右，至痧退后再刮第 2 次。

3 按摩中府穴

用拇指指腹对中府穴进行按揉，每次 3~5 分钟，以感到酸胀为宜。

起床后喝杯温开水

寅时人们一般仍在睡眠中，可以在清晨（5~7 点）敲打或按摩经络，此时是大肠经当令，起床后喝杯温开水，先按摩肺经，再按摩大肠经，既能养肺，又能清肠排毒。

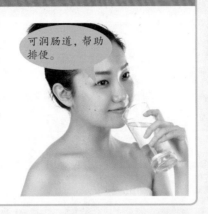

可润肠道，帮助排便。

3:00~5:00

为寅时，**是气血进入肺经的时刻，**也是气血由阴转阳的**关键时段。**

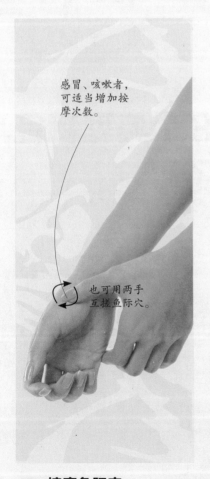

感冒、咳嗽者，可适当增加按摩次数。

也可用两手互搓鱼际穴。

4 按摩鱼际穴
用拇指指腹按揉鱼际穴，至有酸胀感为宜，每次3~5 分钟。

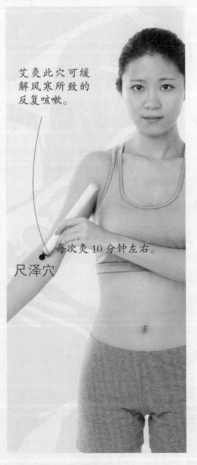

艾灸此穴可缓解风寒所致的反复咳嗽。

每次灸 10 分钟左右。

尺泽穴

5 艾灸尺泽穴
点燃艾条，距离尺泽穴3~5 厘米施以温和灸，以皮肤出现红晕为宜。

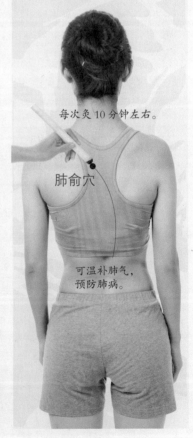

每次灸 10 分钟左右。

肺俞穴

可温补肺气，预防肺病。

6 艾灸肺俞穴
点燃艾条，距离肺俞穴3~5 厘米施以温和灸，以皮肤出现红晕为宜。

养肾如养命，肾好命就长

肾精不足

肾藏精，主生殖。如果肾不好，容易导致精气流失，男性会出现遗精、阳痿、早泄；女性会出现月经不调、白带多、闭经等。

女性闭经、白带多

肾精流失

不坚固，长牙迟，易患骨质疏松

当肾精不足时，骨髓空虚，骨骼失养，小孩长牙比较迟，经常牙痛；而大人则牙齿不坚固，易松动，同时还易患骨质疏松症。

NO 肾虚的8个典型特征，你中招了吗

两侧腰部又痛、又酸

肾脏位于人体脊柱两侧腰部，如果出现腰痛或腰酸，排除肌肉组织劳损、骨骼疾病，有可能是肾脏出了问题。

耳鸣、视力下降，多是因为肾虚

肾虚、肾功能衰退

肾气通于耳，如果有耳鸣、视力减退等症状，多是肾虚的表现。例如有些人年龄大了，容易出现耳聋的情况，大多与肾气衰退有关。

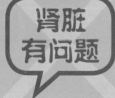

肾脏有问题

肾具有控制和调节水液的作用，如果肾出现问题，人体就不能及时将水气化，就会产生水肿、尿多、尿频、尿失禁等问题。

水肿、尿多、尿频、尿失禁

肾功能失调

肾不纳气

肾主纳气，有摄纳肺所吸入清气的功能。如果肾功能出现异常，就容易出现呼吸表浅，或呼多吸少、动则气喘等表现。

呼吸不畅，容易气喘

养肾的前提是要知道自己肾虚与否，若是肾虚，可根据肾虚反映出来的具体表现，找到病因，从而有针对性地进行养肾、补肾。

如果人体阳气不足，就会出现畏寒怕冷的现象。肾是阳气产生的根源，如果总是畏寒怕冷、手脚冰凉，可能是肾阳虚了。

畏寒怕冷、手脚冰凉

肾精不足

头发少，容易干枯、变白、脱落

发为肾之华、血之余，当肾出了问题，肾精不足，头发就会稀疏干枯，容易变白、脱落。

肾阳虚

不遵医嘱，滥用药物

生活中滥用药物会对肾脏造成一定的损伤，如一些中成药里含有马兜铃等成分，若自行滥用会对肾脏造成损伤。

长期过量喝碳酸饮料

肾脏是调节人体酸碱度的主要器官，酸性饮料摄入过量不仅会损伤牙齿，还会给肾脏增加负担。

NO
易伤肾的 8 种生活习惯，让肾压力很大

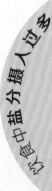
饮食中盐分摄入过多

饮食中摄入的盐分多，使肾脏负担加重，容易导致肾功能的衰退，更容易导致血压升高，进而诱发肾病。

伤肾、高血压

经常喝啤酒，容易引发痛风

肾功能不好或本身尿酸过高的人如果经常喝啤酒，啤酒中的嘌呤会导致尿酸沉积，阻塞肾小管，容易引起高尿酸血症，从而引发痛风。

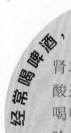
引发痛风

饮水少，肾脏便不能及时排出体内多余的废物，尿液中毒素的浓度就会升高，久而久之就会对肾脏造成损伤。

不爱喝水，饮水量严重不足

肾脏排毒困难

耗精血 伤肾阴

长期熬夜、作息不规律，会大量消耗人体的精血，使身心得不到有效的休息与放松，从而导致肾精不足，损伤肾阴。

长期熬夜工作，作息紊乱

肾对于我们的健康非常重要，然而，在日常生活中，一些不经意的行为或不良习惯，会损伤肾脏。所以，要想养好肾，就要"戒掉"这些不好的行为或习惯。

久坐不动，累及肾脏

中医认为，久坐伤肾。人如果久坐，会压迫膀胱经，造成气血运行不畅，膀胱功能失常，从而引发肾功能异常。

损伤!肾精

性生活频繁，房事过度

肾主藏精，房事过度可使人肾精亏虚，出现腰膝酸软、头晕耳鸣、倦怠乏力、面色晦暗、反应迟钝等症状。

伤膀胱、伤肾

冬至前后，要重视补肾气

冬至这天，晚上的时间比较长，阴气比较盛，冬至过后的一段时间内气温都比较低，要重视补肾阳。民间有冬至吃饺子的习俗，吃饺子是为了补肾阳，而补肾阳的目的是防止寒邪伤肾。阴寒之极，必是阳的起始，所以冬至过后阳气开始萌发。顺应这一趋势，冬至养生可适当地补一下阳气，有助于阳气的顺利升发。

经常踮脚走，补肾固元，填精髓

在人体的大腿内侧，有三条阴经通过，分别是足太阴脾经、足厥阴肝经、足少阴肾经。经常踮脚走路，通过脚尖着力，拉伸腿部肌肉，可对这三条阴经形成刺激，促进这三条经脉的气血运行，从而有利于激发或升发中气，发挥补肾固元、填髓益精的作用。

另外，踮脚走还可促进下肢血液循环，保证气血循行顺畅，使肾脏得到充足的滋养，从而增强盆底肌肉的强度，提高性功能。

平时走路时，可以有意识地踮脚走。背部挺直，前胸挺起，提臀，同时提起脚跟，用前脚掌行走。每天坚持踮脚走路 100 步左右，就能起到很好的健身养肾的作用。

拉耳垂，可使肾气充盈

中医认为，耳是肾的外部表现。耳坚者肾坚，耳薄不坚者肾脆。耳朵组织是否丰满在一定程度上反映了人的肾气是否充盈。同时，耳朵与肾有着千丝万缕的联系，在耳朵上有对应肾的反射区和穴位，经常刺激耳朵可以疏通经络，增强肾功能，提高人体免疫力。我们可以通过拉耳垂、拉耳尖、揉搓耳朵、拉耳屏、摩耳朵等方式来刺激耳朵，从而达到养肾的目的。如拉耳垂的具体动作为：双手拇指、食指分别捏住同侧耳垂，然后向下牵拉，再放手，使耳垂有上弹的感觉。反复拉耳垂 3~5 分钟，不可用蛮力，每天 1 次。

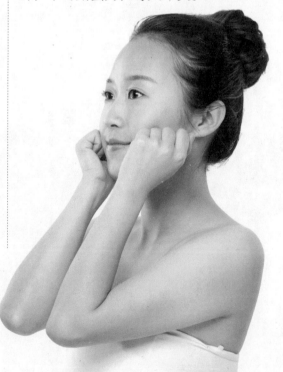

工作累了，伸伸懒腰，拉拉耳垂，不仅可缓解疲劳，还能养肾护肾。

黑色食物补肾

　　中医认为，黑色入肾，一些黑色食物可以起到补肾养肾的作用。这是因为黑色食物中含有丰富的黑色素，黑色素具有很强的抗氧化能力，可清除人体内的自由基，改善肾功能。常见黑色食物有黑米、黑豆、黑枣、黑芝麻，它们是补肾的典型代表。

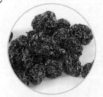

黑枣

黑枣性平，味甘，可补肾、养胃，有"营养仓库"之称。除此之外，黑枣含有丰富的膳食纤维与果胶，可以帮助消化。

黑枣对贫血、血小板减少、肝炎、乏力、失眠有一定疗效。

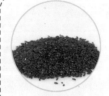

黑米

黑米性温，味甘，是不可多得的滋补佳品，可开胃益中、滋阴补肾。其所含的微量元素硒具有抗癌、防癌的功效。

黑米中还含有丰富的铁、锌等矿物质及叶绿素等成分，可补血。另外，产后妇女经常吃黑米有利于身体的恢复。

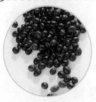

黑豆

黑豆被人赞誉为"肾之谷"。黑豆含丰富的蛋白质、胡萝卜素、维生素 B_1、维生素 B_2 等营养物质，有补肾强身、活血利水、解毒、滋阴明目的功效。

黑芝麻

黑芝麻含有大量的脂肪和蛋白质、维生素 E、卵磷脂、钙、铁、铬等营养成分。黑芝麻可药食两用，具有补肝肾、滋五脏、益精血、润肠燥等功效，被视为滋补圣品。黑芝麻还具有补钙、乌发润发、养颜润肤、抗衰老等保健功效。

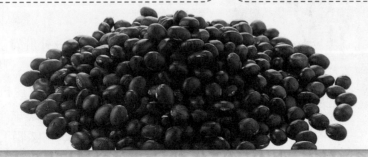

黑色食物中富含膳食纤维，可促进胃肠蠕动，把有害物质排出体外，从而减少肾脏负担。

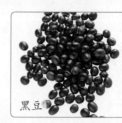

黑豆

- 性平,归脾经、肾经。
- 适合肾虚者食用。
- 容易腹胀者少食。

补肾固精 核桃黑豆汤

此汤补肾固精,润肺止咳。 核桃仁 30 克,黑豆 15 克,巴戟天 10 克,锁阳 6 克,盐适量。黑豆洗净泡软,其他材料洗净,一同放入砂锅中,加适量水炖熟,加盐调味即可。

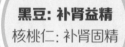

黑豆:补肾益精
核桃仁:补肾固精

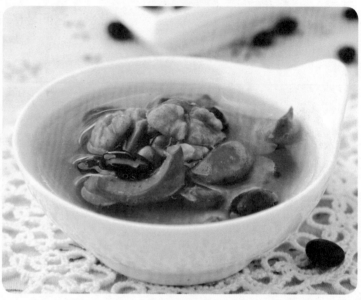

适用于肾虚引起的腰膝酸软、遗精、阳痿、尿频等症状。

滋补肝肾 桑葚黑芝麻米糊

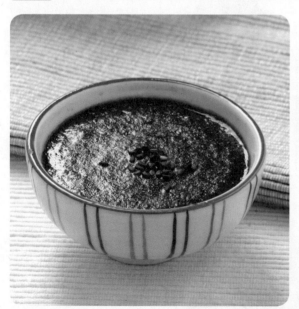

经常食用此粥还可使头发乌黑亮泽。

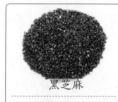

黑芝麻

- 性平,归肝经、肾经、大肠经。
- 一般人群均可食用。
- 便溏、腹泻者慎食。

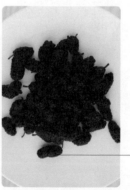

桑葚有滋阴补血、补肝益肾的功效。

此粥可补养精血,滋补肝肾。 桑葚 200 克,黑芝麻 50 克,粳米 100 克。将桑葚、黑芝麻、粳米分别洗净,放入搅拌机中打成米糊,再将米糊放入锅中,加适量水,开火煮至米糊熟,再散入适量黑芝麻即可。

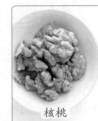

- 性温，归肾经、肺经、大肠经。
- 适合脾肾阳虚者。
- 腹泻者不宜多吃。

核桃

补肾益气 黑米核桃糊

此糊可益气活血，补肾固精。 黑米 50 克，核桃仁 30 克。黑米洗净。将黑米和核桃仁放入料理机中打成粉状，然后再放入锅中，加水煮熟方可食用。

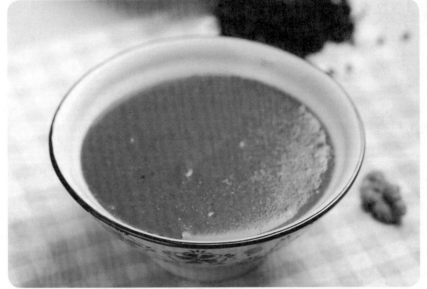

黑米一定要煮熟再吃，否则容易出现腹胀、腹痛、消化不良等症状。

益气补肾 香菇黑枣粥

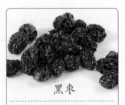

黑枣

- 性平，归脾经、胃经。
- 适合咳嗽患者。
- 胃结石患者不宜吃。

黑枣: 润肺化痰
香菇: 补气养血

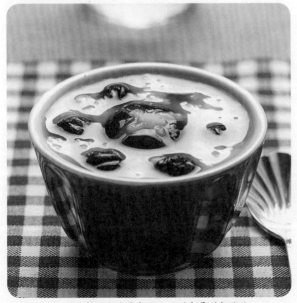

此粥可补中益气，补肾补血。 香菇 20 克，黑枣 15 克，粳米 100 克，盐适量。香菇洗净，划"十"字刀，黑枣和粳米洗净。将除盐外所有食材放入锅中，加适量水，同煮成粥，最后加盐调味即可。

黑枣不宜过量食用，否则容易引起腹胀。

中药调理，补肾阳防脱发

　　肾是一个人的根本，不管是想维持容貌之美，还是想少生疾病、益寿延年，都需要养护好这个"本"。肾虚会出现一些问题，如耳鸣、脱发、性欲低下等，一旦出现这些问题，我们可以用中药来进行调理，以使肾脏不虚。

补肾益精 用何首乌来补精血以生发

　　中医认为，脱发与肝肾精血不足有一定关系，何首乌具有补肝肾、益精血之功效，所以用何首乌进行食疗可生发。此外还可辅助治疗肝肾阴亏导致的须发早白、血虚头晕、腰膝酸软、遗精等疾病。

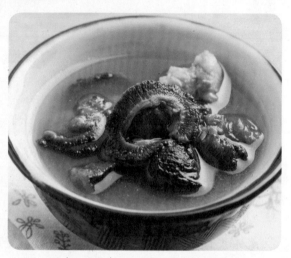

加入海参可滋阴养血，阴阳双补，加强补肾功效。

　　材料：猪瘦肉 150 克，何首乌、桂圆肉各 20 克，海参 40 克，盐适量。

　　做法：海参用水浸软，洗净切块；何首乌洗净；猪瘦肉切块，略余。将除盐外所有材料放入煲内，加水煮开，转小火煲至食材熟烂，加盐调味即可。

补阳益肾 喝锁阳羊肉汤，锁住阳气肾不衰

　　锁阳因能"锁住阳气，长盛不衰"而得名，又被称为"不老药"。锁阳味甘，性温，入肝经、肾经、大肠经，具有补肾阳、益精血、润肠通便的功效，常用于肾阳不足、精血亏虚、腰膝痿软、阳痿、滑精、肠燥便秘等。肾阳不足、经常手脚冰凉的人可以用锁阳搭配羊肉炖汤食用，可以起到补阳暖身的效果。

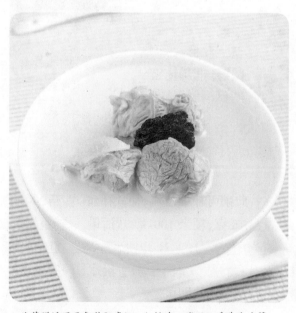

此药膳适用于各种阳虚证，如怕冷、腹泻、手脚冰凉等。

　　材料：锁阳 20 克，羊肉 100 克，盐适量。

　　做法：羊肉洗净，切块，余去血水。将羊肉块、锁阳一起放入锅中，加水大火煮沸，转小火炖至羊肉熟软，加盐调味即可。

补肾固精 五味子泡水喝，摆脱自汗盗汗

五味子如其名，辛、甘、酸、苦、咸五味并具，五味入五脏，所以五味子对心、肝、脾、肺和肾发挥着平衡的作用。五味子具有补肾固精、收敛固涩、益气生津、宁心安神等功效，常用于治疗盗汗、烦渴、尿频、尿失禁、早泄等。五味子最常见的用法就是用来泡水或泡酒饮用。

材料：五味子 60 克，山茱萸 15 克。

做法：将五味子和山茱萸研末，每次取 6 克，用布袋包好，用开水冲泡饮用。

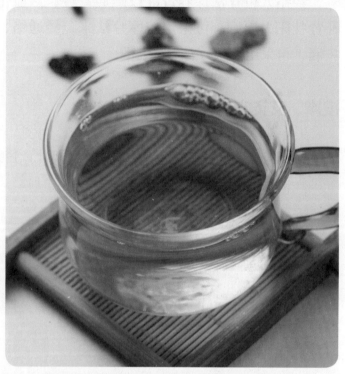

五味子和山茱萸配伍，可用来治疗肾虚引起的久泻不止。

补肾益气 杜仲治肾虚腰痛有良效

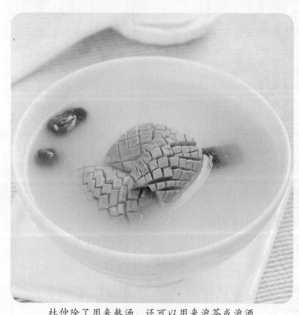

杜仲除了用来熬汤，还可以用来泡茶或泡酒，同样有补肾的功效。

杜仲性温，味甘，《本草纲目》中记载其"补中益精气，坚筋骨，强志……久服，轻身耐老"。随着年龄的增长，中老年人的肾气逐渐衰微，容易出现腰痛、腿脚无力的情况，这时可服用杜仲来补肾气、强壮筋骨。用杜仲炖猪肾，可补肾壮阳，缓解腰酸背痛、四肢无力、阳痿、遗精等。

材料：杜仲25克，猪肾1个，大枣、大葱、盐各适量。

做法：将猪肾处理干净，切花刀；大葱洗净，切段。将猪肾、杜仲、大枣和葱段一起放入锅中，加水大火煮沸，转小火慢炖1个小时左右，最后加盐调味即可。

调好经络，肾气足，精力旺

经络穴位疗法保养肾应以疏通肾经、活血化瘀和补肾壮阳为原则。可采用按摩疗法来疏经通络、散瘀止痛，再采用艾灸疗法补肾温阳。

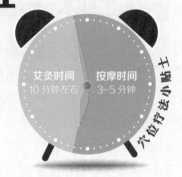

艾灸时间 10 分钟左右　按摩时间 3~5 分钟

穴位疗法小贴士

按摩、艾灸穴位，补肾壮阳

艾灸气海穴，可温补肾阳；艾灸关元穴，补充元气；艾灸命门穴，让命门之火更旺；按摩肾俞穴，可补肾强腰；按摩太溪穴，疏散瘀血；按摩涌泉穴，疏通肾经气血。

注意事项

艾灸后要注意保暖，以防寒邪入侵。

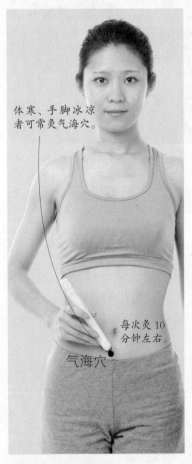

体寒、手脚冰凉者可常灸气海穴。

每次灸10分钟左右。

气海穴

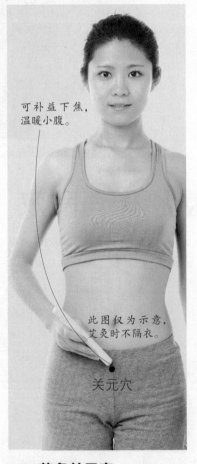

可补益下焦，温暖小腹。

此图仅为示意，艾灸时不隔衣。

关元穴

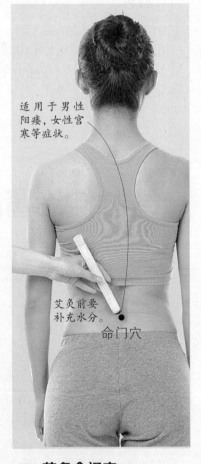

适用于男性阳痿，女性宫寒等症状。

艾灸前要补充水分。

命门穴

1 艾灸气海穴

点燃艾条，距离气海穴 3~5 厘米施以温和灸，以皮肤出现红晕为宜。

2 艾灸关元穴

点燃艾条，距离关元穴 3~5 厘米施以温和灸，以皮肤出现红晕为宜。

3 艾灸命门穴

点燃艾条，距离命门穴 3~5 厘米施以温和灸，以皮肤出现红晕为宜。

傍晚按摩肾经，疏通肾经气血

傍晚 17:00~19:00，肾经最旺，宜在此时间段刺激肾经，可重点刺激涌泉穴，以穴位处有酸胀感为宜。

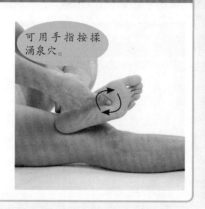

可用手指按揉涌泉穴。

17:00~19:00

为酉时，**为气血进入肾脏的时段，**此时保养肾经效果最佳。

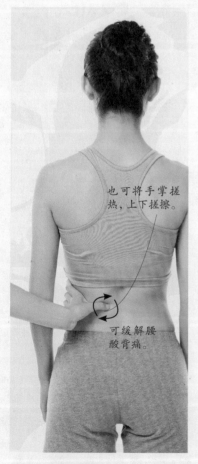

也可将手掌搓热，上下搓擦。

可缓解腰酸背痛。

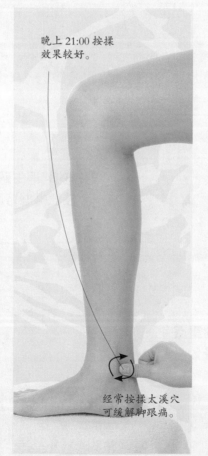

晚上 21:00 按揉效果较好。

经常按揉太溪穴可缓解脚跟痛。

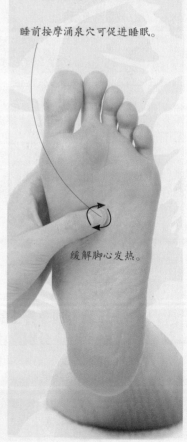

睡前按摩涌泉穴可促进睡眠。

缓解脚心发热。

④ 按摩肾俞穴
用拇指指腹对肾俞穴进行按揉，每次 3~5 分钟，每天按摩 1~2 次。

⑤ 按摩太溪穴
按摩时把拇指放在太溪穴上，适当用力按揉 3~5 分钟，以有酸痛感为宜。

⑥ 按摩涌泉穴
用拇指指腹按揉涌泉穴 3~5 分钟，以感到酸胀为宜。

? 四季应该警惕
哪些常见病

? 四季分别适合做
哪些运动

? 四季的饮食
原则是什么

? 四季的起居生活应该
注意哪些方面

? 四季养生的重点
分别是什么

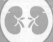

第**5**章

顺应四季谈养生

　　四季的变化对人体有着重要影响，春生、夏长、秋收、冬藏，每个季节的特点不同，养生的重点也要跟着变化，如春季应养阳，夏季除湿，秋季滋阴，冬季温补。《黄帝内经·灵枢·本神》云："故智者之养生也，必顺四时而适寒暑，和喜怒而安居处，节阴阳而调刚柔，如是则僻邪不至，长生久视。"

　　而对五脏的保养，也应顺应四时的变化。如明代医学家张景岳说："春应肝而养生，夏应心而养长，长夏应脾而养化，秋应肺而养收，冬应肾而养藏。"人体五脏的生理活动，必须顺应四季的变化才能与环境保持协调平衡。所以，顺应四时养生，达到天人合一，做到阴阳平衡，方可让身体和谐无恙。

春季：养肝护肝，补阳气

春季，人体阳气顺应自然，向上向外疏发，因此要注意保护体内的阳气。春季养生应遵循养阳防风的原则。春季做好养生保健，可以为一年的健康打下良好的基础。

春季饮食调养

根据中医理论，春天在五行中属木，而人体的五脏之中肝也属木性，因而春气通肝。春天万物复苏，肝气旺盛而升发，此时正是养护肝旺之时。因此，春季饮食以养肝护肝为重点。

多吃温补食物，少吃寒凉食物

春季适当吃些温补阳气的食物，如葱、姜、蒜、韭菜等。研究表明，蒜不仅有很强的杀菌作用，还能促进新陈代谢，增进食欲，预防动脉硬化和高血压，甚至还有补脑的功效。春季饮食中应少吃性寒凉的食物，如黄瓜、茭白、生莲藕等，以免阻碍阳气生发。

多吃甜味食物，少食酸味食物

春天肝功能旺盛，如果再多吃酸味食物，肝气更加旺盛，导致脾胃的消化、吸收功能下降，影响健康。因此要少吃酸味食物，以防肝气过盛。

春季宜吃甜味食物，以健脾胃之气，如大枣、红糖、胡萝卜、山药等。大枣可以滋养血脉、强健脾胃，胡萝卜可养肝明目，山药可健脾益气、补肾固精，这些都是春季饮食的佳品。

多吃蔬菜和野菜

冬季，人们摄入的维生素和矿物质普遍不足，口腔炎、口角炎等炎症多发，这是因为新鲜蔬菜摄入量少而造成的营养失衡。因此，春季时应多吃些菠菜、芹菜、油菜、香椿、春笋等新鲜蔬菜。

春季还可多吃些野菜。野菜生长在郊外，污染少，而且吃法简单，营养丰富，保健功能显著。一些常吃的野菜有荠菜、马齿苋、榆钱、竹笋等，可凉拌、清炒、煮汤等。

多喝粥以及多吃高蛋白食物

在早餐或晚餐中进食一些温肾壮阳、健脾和胃、益气养血的保健粥，如鸡肝粥、猪肝粥等，可以养肝护肝、温补阳气。

春季回暖，病毒、细菌等滋生，所以在饮食中可多摄入一些高蛋白食物，如鸡蛋、鱼类、牛肉、鸡肉和豆制品等，以增强抵抗力，预防传染病。

荠菜有助消化、降血压、防癌抗癌的功效。

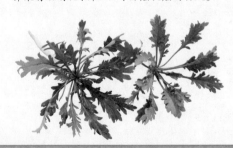

春季生活起居调养

春季，人们不仅应从饮食的角度关注养生，还应重视生活起居。

早睡早起

春季，晚上不要睡得太迟，早上要早起，养成早睡早起的习惯，以适应自然界的生发之气。刚起床后思维比较迟钝，可以去户外散步，使思维活跃起来。

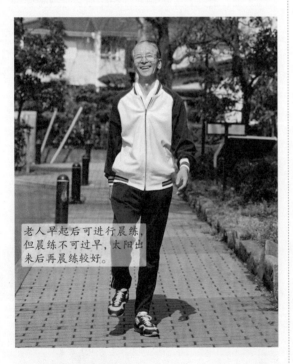

老人早起后可进行晨练，但晨练不可过早，太阳出来后再晨练较好。

春季应注意保暖

春天气候变化较大，不应骤减衣服，一旦寒气袭来，会使血管痉挛，血流阻力增大，影响机体功能，造成各种疾病。所以要保持"春捂"，衣服可以逐渐递减，衣着宜"下厚上薄"，体质虚弱的人要特别注意背部的保暖。

谨防春困

"春困"不是疾病，而是一种因季节变化出现的正常生理现象。但是"春困"往往会影响学习和工作效率，所以必须设法消除。养成有规律的生活起居习惯，使机体逐渐适应春季的气候，是消解"春困"的关键之一。

首先，要保证睡眠充足，提高夜间睡眠质量，不熬夜，早睡早起精神好。睡懒觉反而会引起惰性，使人越睡越懒。一般来说，成年人每天睡 8 小时，中学生 8~9 小时，小学生 9~10 小时。其次，加强锻炼。体育锻炼能加快大脑的反应速度，有效防止"春困"。慢跑等有氧运动有助于细胞和组织得到额外的氧气，促使大脑清醒。最后，可以采用按摩的方法，经常按揉太阳穴有益于缓解春困。

春季精神调养

保持心情愉悦、开朗。春季的天气本来就变化无常，人很容易心烦气躁，所以遇事千万不要焦躁，要保持一份平常心。利用空闲时间多锻炼，多参加文体活动来调养精神，修身养性，陶冶情操，排除忧郁，制怒养肝，从根源上解决问题。

春天肝气的生发，会使人的情绪变化起伏大。如果不学会自我调控和驾驭情绪，导致肝气郁结，则会生出许多疾病。肝在志为怒，大怒导致肝气上逆，血随气逆而见面红目赤，头胀头痛，严重者可见呕血或昏厥等。所以，春季养肝要减少与他人不愉快的纷争，尽量避免过于激动而影响情绪。要保持乐观的心态，多培养一些兴趣爱好，对春季养肝颇有裨益。

春季运动调养

　　春暖花开，气候宜人，春天还是锻炼身体的好季节。春季运动应以全身性的调养为主，不宜过度消耗体力。

晨起伸懒腰

　　经过一夜睡眠后，人体疲软懈怠，气血周流缓慢，因而人在方醒之时总觉得懒散而无力。若四肢舒展，伸腰展腹，全身肌肉用力，并配以深吸深呼，则有吐故纳新、行气活血、通畅经络关节、振奋精神的作用，可以解疲乏、醒神、增气力、活肢节。所以提倡春季早起多伸伸懒腰。

多做户外运动

　　春季春暖花开，可以多做一些户外运动。如散步、赏花、慢跑、打太极拳、钓鱼等。室外空气中有丰富的负氧离子，是促进骨骼生长的好养料，对预防儿童佝偻病和中老年人的骨质疏松症都十分有益。

踏青出游

　　寒冷冬季里，体温调节中枢和内脏器官的功能有不同程度的下降。经过一季的静养，肌肉和韧带长时间不活动，更是萎缩不展，收缩无力，此时外出踏青赏景，既锻炼了身体，又陶冶了情操。特别是春天的郊野，空气清新，环境优美，心情自然也舒畅起来。自古以来，人们就有踏青春游的风俗，所以踏青出游不失为春季养生的好方法。

放风筝

　　春季放风筝是集休闲、娱乐和锻炼为一体的养生方式。风筝放飞时，人不停地跑动、牵线、控制，通过手眼的配合和四肢的活动，可达到疏通经络、调和气血、强身健体的目的；而且，眼睛远眺，看风筝高飞，还可以缓解眼部疲劳。放风筝最好选择平坦、空旷的场地，不要选择湖泊、河边以及人多、有高压线的地方，以免发生意外。

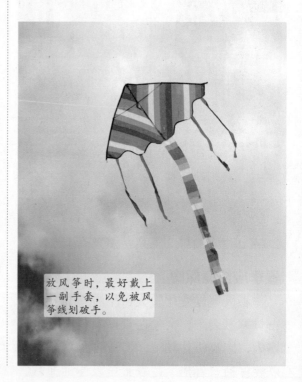

放风筝时，最好戴上一副手套，以免被风筝线划破手。

春季预防传染病

　　春季是一些传染性疾病的高发季节，尤其是流行性感冒，要采取一些预防措施。同时，对于一些过敏体质的人来说，还应预防花粉过敏。

预防流行性感冒

　　首先，坚持开窗通风。天气好时，要经常打开窗户通风换气，保持室内空气流通。睡觉时可稍微打开一点窗户，不要开得太大，防止晚上寒气大量入侵。其次，如果去公共场所，如医院、学校等人比较多的地方，可带上口罩，以预防疾病的传播。最后，在饮食上尽量少吃肥甘厚味，比如油炸食物，多吃一些能够防治呼吸道感染的食物，如红皮萝卜、葱、蒜等。

预防花粉过敏

　　春天鲜花大量盛开，一些花粉过敏者要注意以下事项预防花粉过敏。

　　首先，远离过敏原。花粉过敏者尽量不要到植物园等花草树木繁茂的地方游玩，不要在植物开花播粉的季节外出踏青。其次，出门时带上口罩，防止吸入花粉引起过敏。最后，过敏体质者可在花粉期到来前数周，在医生指导下服用预防花粉过敏的药物。如果过敏发作，就要及时去医院进行治疗。

注意开窗通风，保持空气流通。

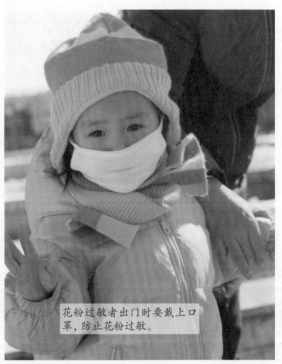

花粉过敏者出门时要戴上口罩，防止花粉过敏。

夏季：健脾除湿，养心为先

夏季是阳气最盛的季节，气候炎热而生机旺盛。此时是新陈代谢旺盛的时期，阳气外发，伏阴在内，气血运行亦相应地旺盛起来，活跃于机体表面。夏季天气炎热，多雨潮湿，所以养生的基本原则是盛夏防暑，长夏除湿，同时还要注意养心。

夏季饮食调养

夏季人们应注意饮食调养，因为炎热的天气使人的体温调节、水盐代谢、泌尿系统等发生变化，这些变化使身体里的营养物质被大量消耗，所以饮食应以补充营养、降温防暑为原则。

注意养心

心是人体生命活动的主宰，其他脏腑都是在心的统一调控下进行分工合作而产生整体活动功能的。中医认为，"心与夏气相通应"，心的阳气在夏季最为旺盛，所以夏季应注意养心。保持心情舒畅，多听音乐，适当散步，保证良好的睡眠。

多吃清热利湿的食物

夏季要补充足够的蛋白质、维生素、矿物质和水分，还需多吃一些清热利湿的食物，其中，清热的食物宜在盛夏时吃，而利湿的食物应在长夏时吃。西瓜、黄瓜、苦瓜、丝瓜、芹菜、番茄、薏米、绿豆、乌梅、草莓和豆腐等寒凉食物都是夏季不错的选择。

饮食以清淡为主，适当补充盐分

夏季，人的消化功能减弱，食欲不振，最好吃些清淡少油、易消化的食物。另外，由于大量出汗，盐分流失过快，因此夏季的汤羹可以略微多加一点盐，还可以在大量出汗后饮用淡盐水，以补充盐分，满足身体需求。

夏季饮食禁忌

夏季饮食忌大辛大热的食物，如羊肉、狗肉等，以防火上浇油；大汗淋漓之时不要饮冷饮，以免降低胃液的杀菌能力；饮料不可代替白开水，应少喝饮料多喝水；不宜喝过多啤酒，避免对肝脏造成损害，胃病患者若过量饮用啤酒，其中的二氧化碳会使胃肠的压力增加，易引起胃穿孔而危及生命。

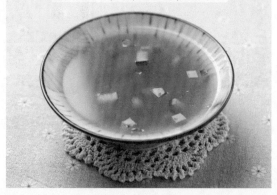

用西瓜皮熬汤喝，既能清热降暑，又能利水除湿，非常适合夏季饮用。

夏季生活起居调养

适当午睡

夏季昼长夜短，晚睡早起导致睡眠相对不足。正午时分温度最高，人们常感到精神不振，午睡可消除疲劳。午睡的最佳时间大约在下午 1 点，睡眠持续时间最好在 1 小时之内。饭后不要立即躺卧，不要在有穿堂风的地方或电风扇、空调直吹的地方睡卧，也不要伏在桌子上睡，以免影响呼吸。

夜晚不要露宿

有的人喜欢在盛夏时节露天宿眠，若气温突然下降，再遇冷风、露水，容易导致头痛、腹痛、消化不良、腹泻，还会引起关节不适。夜晚露宿还易被蚊虫叮咬，可能染上疾病。所以最好不要夜晚露宿。

注意防晒

夏季紫外线强烈，应注意防晒，以免晒伤皮肤。白天天气炎热，尽量待在室内。如果要外出，应做好防晒措施，如涂防晒霜、穿防晒衣或打太阳伞。

夏季吹空调或风扇时间不宜过长

天气炎热，大多数人会选择开空调或吹风扇来降温。但是要注意以下几点：首先，开空调或吹风扇时间不宜太长，不要一整天都待在空调房里，要适当开窗透气。其次，空调温度不宜过低，时间长了容易受凉。另外，不要对着空调直吹，特别是从户外进入室内，大汗淋漓时，更不宜对着空调直吹，容易感冒。

夏季精神调养

夏天炎热的天气容易让人心烦气躁，易发火，这对身体健康是不利的。所以保持一个淡泊宁静的心态，对夏季养生极为重要。古人认为："夏季炎热，更宜调息静心，常如冰雪在心。"这便指出了"心静自然凉"的夏季养生法。可以培养良好的兴趣爱好，如绘画、书法、种花、钓鱼等，塑造开朗乐观的性格，忌怒戒躁，陶冶性情，修身养性。当有不良情绪时，应通过合理的方式宣泄，还可吃一些能降血脂的食物，如大豆、蘑菇、生姜、大蒜、洋葱、茶叶和山楂等，对调养心神也有好处。

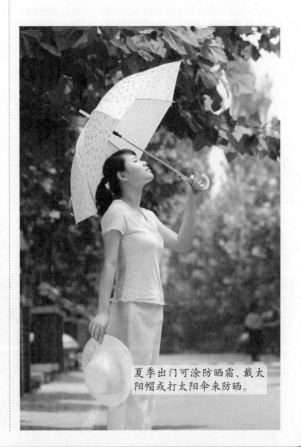

夏季出门可涂防晒霜、戴太阳帽或打太阳伞来防晒。

夏季运动调养

　　游泳是夏季较为适宜的运动方式，既能锻炼身体，又能祛暑养生。游泳可提高人的呼吸系统功能，增加肺活量，经常游泳可增加大脑皮层的兴奋性，还能改善心血管系统功能。忙碌过后到水中游片刻，会感到疲劳缓解，精神振奋。游泳时应注意以下几点。

做好准备活动

　　游泳应在饭后1小时进行。刚用餐完毕就游泳，胃部受水的压力作用，可引起疼痛和呕吐。游泳前应充分做好准备活动，以免抽筋和感冒。下水时不要跳水，先在水浅的地方用水轻轻拍脸、上肢、胸腹使身体充分适应水温，然后再到水深的地方游泳。

室外游泳须防晒

　　如果是在室外游泳，防晒用品是必不可少的，要选择防晒系数较高的防水护肤品。无论男女，都需要用防晒品保护皮肤不受紫外线伤害。涂抹防晒霜时一定要涂抹均匀，如果被水冲掉了，还要补擦。应避免长时间在烈日下游泳，长时间暴晒会产生晒斑或引起日光性皮炎。

注意泳后卫生

　　游泳后，应立即用软质干毛巾擦去身上的水，滴上氯霉素或利福平眼药水，擤出鼻腔分泌物。如果耳部进水，可采用"同侧跳"将水排出。之后再做几节放松体操及肢体按摩或在躺椅上小憩15~20分钟，以避免肌群僵化和疲劳。最后用温水彻底冲洗身体。

不宜游泳的人

　　内脏有疾患者，女性经期、上节育环、结扎输卵管、人工流产、分娩后，慢性化脓性中耳炎患者，某些皮肤病患者，传染性疾病患者和精神病患者，都不宜游泳。

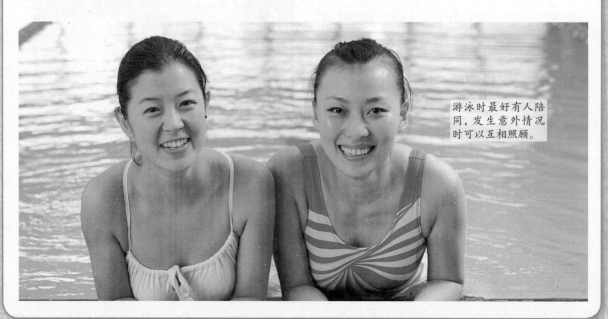

游泳时最好有人陪同，发生意外情况时可以互相照顾。

夏季防病抗病

夏季温度较高，空气湿度大，容易患一些皮肤病和肠道疾病。夏季容易出汗，如果出汗时感受风邪就容易感冒。所以应采取一些措施来预防这些夏季常见疾病。

预防皮肤病

夏季天气炎热，空气湿度大，各种真菌、昆虫异常活跃，加之人体大量排汗，极易引发痱子、手足癣、体股癣、皮炎等皮肤问题。因此，夏季要积极做好皮肤的清洁和护理工作。一些人可能因为吃海鲜等发物以及刺激性食物而诱发湿疹、荨麻疹等皮肤病，甚至使其加重。因此，对过敏体质者来说，应避免辛辣刺激之物，饮食宜清淡，可适当吃些水果，补充多种维生素。同时保持皮肤清洁干燥，注意通风，避免过热；注意清洁皮肤，勤洗澡换衣；还应经常洗晒衣被；保持外阴部清洁，减少出汗。

防治热伤风

夏季气温高，人体出汗较多，体力消耗较大，加之昼长夜短，睡眠不足以及冷水洗浴等原因，同样会患感冒，中医称之为"热伤风"。

预防"热伤风"，关键在于避免受凉。要根据气温变化及时增减衣服，不要露天过夜；夏夜乘凉不要太晚，也不要坐在潮湿的地方；大汗淋漓时，不要立刻用凉水冲洗；洗冷水浴或游泳后要把身上的水擦干；冷饮不要吃得过多。

警惕肠道疾病

夏季之所以是肠道疾病的高发期，是因为夏季天气炎热、雨水较多，湿热的环境为肠道致病菌的生长繁殖提供了适宜的自然条件，苍蝇和蟑螂也容易携带致病菌传播疾病。另外，闷热的天气使人休息不好，胃口差，导致机体抵抗力下降，肠道致病菌趁虚而入导致腹泻。

预防肠道疾病，关键是要注意饮食卫生，应该做到以下几点：1.注意饮用水卫生，生水要煮沸后再饮用。2.讲究食品卫生，食品冷藏做到生熟分开，避免交叉污染。3.应选择新鲜食物，尽量避免食用易带致病菌的食物，如贝壳、螃蟹等水产品，食用时要充分煮熟蒸透。4.少吃生冷食物，如冰镇西瓜、冰激凌等。

夏季一旦出现腹泻症状，最好不要自己使用抗生素治疗，以免延误病情，应及时到医院的相关门诊就诊，以便得到及时正确的治疗和处理。

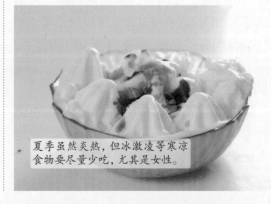

夏季虽然炎热，但冰激凌等寒凉食物要尽量少吃，尤其是女性。

秋季：补水多酸，润肺燥

秋季，气温开始降低，雨量减少，空气湿度相对降低，气候偏于干燥。秋季阳气渐收，阴气生长，秋气应肺，秋季干燥的气候也极易损伤肺阴，从而产生口干咽燥、干咳少痰、皮肤干燥、便秘等症状，所以秋季养生贵在养阴防燥。

秋季饮食调养

秋季饮食调养应遵循养阴防燥、滋阴润肺的原则，少吃辛辣、温燥、油腻食物。

养肺为要

秋气内应肺。肺是人体重要的呼吸器官，是人体真气之源，肺气的盛衰关系到寿命的长短。秋季气候干燥，很容易伤及肺阴，使人鼻干咽痛，容易患咳嗽等呼吸系统疾病，所以饮食应注意养肺，多吃一些滋阴润肺的食物，如银耳、甘蔗、燕窝、雪梨、百合、猪肺等。

少辛增酸

"少辛"是指少吃辛辣食物，如葱、姜、蒜、韭菜、辣椒等。肺属金，通气于秋，肺气盛于秋。少食辛辣，以防肺气太盛。"增酸"是指适当多吃酸味的食物，如石榴、葡萄、柠檬、山楂等。肝属木，金克木，肺气太盛可克肝木，即损害肝脏功能。所以秋季要"增酸"，以增强肝脏功能，抵御过盛肺气的侵入。

清润进补多喝粥

初秋进补宜清补，不宜过于油腻。可适当食用具有健脾、清热、利湿的食物，如绿豆粥、荷叶粥、赤小豆粥、大枣莲子粥、山药粥等。

少食生冷、辛辣煎炸、燥热食物

1. 少食生冷食物。暮秋时节，人的精力开始封藏，在饮食上应注意暖腹，少食生冷。

2. 少吃辛辣食物。秋燥时节忌吃、忌饮辛辣食物或饮品，如辣椒、花椒、生姜、葱和酒等，特别是生姜。古代医书记载："一年之内，秋不食姜；一日之内，夜不食姜。"生姜性热，食后容易上火，加重秋燥对人体的危害。当然，少量的生姜、葱、辣椒等作为调味品并无大碍，但不要经常大量食用。

3. 少吃煎炸食物。炸鸡腿、炸薯条等煎炸的油腻食物，食用后难以消化，容易积于肠胃之内，引起肠胃不适。

4. 少吃羊肉、狗肉。羊肉、狗肉等燥热食物，吃后不仅会引起上火，还会化燥伤阴，加重人体津液的匮乏，可能会出现鼻出血、咽喉疼痛等症状。

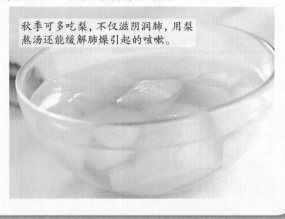

秋季可多吃梨，不仅滋阴润肺，用梨熬汤还能缓解肺燥引起的咳嗽。

秋季生活起居调养

秋天气温变化比较大，早秋湿热，中秋前后燥，晚秋又以寒凉为主，所以人们在起居上应提高警惕，注意养生。

早睡早起

秋天，天高风劲，使肺气收敛，因此睡眠应做到早睡早起。深秋时节气候较为寒冷，不宜终日闭户或夜间蒙头大睡，要养成勤开窗通风、夜间露头而睡的习惯，保持室内空气流通，预防呼吸系统疾病的发生。

秋季提倡"秋冻"

所谓"秋冻"，通俗地说就是"秋不忙添衣"，有意识地让机体"冻一冻"，这样会避免因多穿衣服产生的身热汗出、汗液蒸发、阴津伤耗、阴气外泄等情况，顺应了秋天阴精内蓄、阴气内守的养生需要。此外，微寒的刺激，可提高大脑的兴奋度，增加皮肤的血流量，使皮肤代谢加快，机体耐寒能力增强，有利于避免伤风等病症的发生。当然"秋冻"还要因人、因天气而异。若是老人、小孩及血瘀体质者，由于其抵抗力弱，在进入深秋时就要注意保暖；若是气温骤然下降，出现雨雪，就不要再"秋冻"了，应根据天气变化及时增减衣服，还应稍微活动筋骨，以不出汗为宜。

秋季精神调养

秋季，在精神调养上也应顺应季节特点，以"收"为要，做到"心境宁静"，这样才会减轻肃杀之气对人体的影响，才能适应秋天的特征。如何才能保持心境清静呢？简单地说，就是要"清心寡欲"。

另外，秋天万物凋落的景象容易让人有忧愁之感，尤其是老年人，容易心生萧条、凄凉、垂暮之感。古人认为，秋季的精神养生应做到"使志安宁，以缓秋刑，收敛神气，使秋气平，无外其志，使肺气清，此秋气之应"。也就是说，要保持一颗平常心看待自然界的变化，或外出秋游、登高远眺，或和朋友、家人多交流、谈心，以缓解忧愁、低落的情绪。

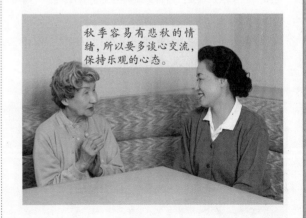

秋季容易有悲秋的情绪，所以要多谈心交流，保持乐观的心态。

秋季运动调养

金秋时节，天高气爽，是运动锻炼的好时期。此时机体活动随气候变化而处于"收"的状态，阴精阳气也处在收敛内养阶段，所以秋季运动项目不宜过猛。

半小时室内运动

秋天早晚充满寒意，让不少人失去了户外锻炼的勇气。此时可以做室内运动，养成运动的习惯，而且要坚持，每周至少运动4天，每天只需半小时，可以提高新陈代谢率，减少脂肪的堆积。

重阳爬山正当时

农历九月初九是传统的重阳节，又名登高节。秋高气爽，山巅之间披红挂绿，景色十分宜人。利用这个大好时光，与亲朋为伴，登山畅游，既有雅趣又可健身，且尽情饱览名山秀水，观赏大自然的绮丽景色，也是一种乐趣。登山是一项集运动与休闲为一体的健身养生运动，可增强体质，提高肌肉的耐受力和神经系统的敏感性。在登山的过程中，人体的心跳和血液循环加快，肺的通气量、肺活量明显增加，内脏器官和身体其他部位的功能也会得到很好的锻炼。

简简单单深呼吸

深呼吸是自我放松的最好方法。深呼吸不仅能促进人体与外界的氧气交换，使人心跳减缓，血压降低，还能转移人在压抑环境中的注意力，并提高自我意识。人们通过深呼吸来保持镇静时，可缓解焦虑情绪。

一般来说，深呼吸最好的时间是在早上和睡前，持续的时间为1~3分钟，时间不宜过长，不要在灰尘较多的地方或有雾的天气时进行。深呼吸配合一些舒缓的运动，安神效果会更好，如打太极拳、散步、慢跑、骑自行车等。

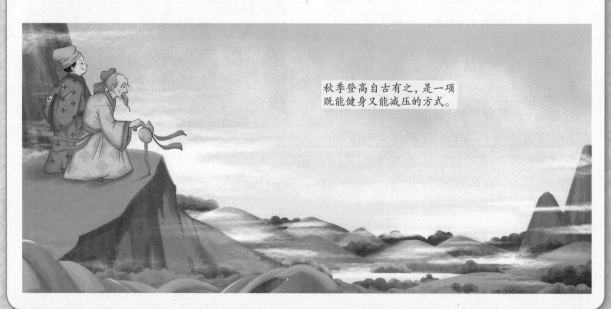

秋季登高自古有之，是一项既能健身又能减压的方式。

秋季防病抗病

秋季气候干燥，气温多变，加之夏天人们的体力、精力消耗较大，体质相对较弱，所以要高度重视秋季的疾病预防。

谨防上火

北方秋季气候比较干燥，若有不健康的生活习惯，就很容易上火。

要避免上火，首先要保持科学的生活习惯，规律作息，避免熬夜，定时定量进餐。其次，多吃清火食物，如新鲜绿叶蔬菜、黄瓜、橙子、绿茶等都有良好的清火作用，胡萝卜对补充 B 族维生素，避免口唇干裂有很好的效果。此外，饮用一些凉茶对清火也很有效，但注意不可过量。还要保持平和的心态，避免情绪受到刺激而上火。在上火期间，不宜吃辛辣食物，不要喝酒、抽烟和熬夜，还应注意保持口腔卫生，经常漱口，多喝水，可在医生指导下服用清火药物。

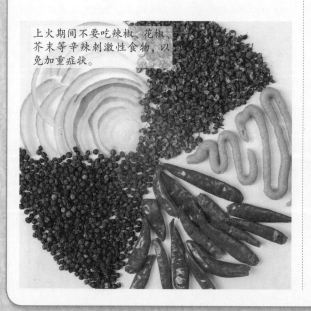

上火期间不要吃辣椒、花椒、芥末等辛辣刺激性食物，以免加重症状。

预防秋季感冒

秋季气温变化大，人容易感冒。补充足量的水分能加速代谢，减轻感冒症状。充足的睡眠有利于下丘脑等神经内分泌器官的功能稳定，从而有助于提高机体的免疫力。

热水泡脚可有效预防呼吸系统疾病，还可缓解感冒发热引起的头痛。把双脚浸入40℃左右的热水中，水量要没过脚面，以泡后双脚发红为宜。在泡脚的同时不断刺激涌泉穴，还有助于降血压。

感冒病菌除了通过空气飞沫传播，还会通过手与手接触的方式传播。尽管洗手并不能增强人的免疫力，但可以显著降低患流行性感冒的可能性。适度运动也可以降低患呼吸道感染疾病的概率。

预防支气管哮喘的发作

哮喘属于过敏性疾病，容易在秋季发作。哮喘发作前常有先兆，如反复咳嗽、胸闷、连续打喷嚏等。哮喘是一种极易发作的慢性病，因此哮喘患者在稳定期要积极预防。首先要尽量避开过敏原，如花粉、螨虫、粉尘等；其次，可提前在暑天进行积极治疗，因为暑天是全年气温最高、阳气最旺盛的时候，此时治疗可以使患者的阳气充足，增强抗病能力。

冬季：养护肾脏，暖为宜

冬季气候寒冷，寒气凝滞收引，易导致人体气机、血液运行不畅，从而使许多旧病复发或加重，所以冬季养生应注意防寒。同时，冬季人体阳气收藏，气血趋向于里，皮肤致密，水湿不易从体表外泄，而经肾、膀胱的气化，少部分变为津液散布周身，大部分化为水，下注膀胱成为尿液，无形中加重了肾脏的负担，容易引发各种肾脏疾病，因此，冬季养生还要注意肾的养护。

冬季饮食调养

冬季饮食应遵循养阴、养肾、防寒的原则，饮食以滋阴潜阳、增加热量为主。

养肾为先

寒气内应肾。肾是人体生命的原动力，是人体的"先天之本"。冬季人体阳气收敛，人体的生理活动也有所收敛，此时，肾既要为冬季热量支出准备足够的能量，又要为来年储存一定的能量，因此饮食上应多关注肾的调养，注意热量的补充，多吃动物性食物和豆类，补充维生素和无机盐，羊肉、牛肉、黄豆、核桃、板栗、红薯、白萝卜等都是冬季适宜的食物。

补充维生素和矿物质

冬季是蔬菜、水果淡季，蔬菜数量少，品种也相对单调，在我国北方这一现象更为突出。因此，在冬季，人体常缺乏维生素和矿物质，出现口腔溃疡、牙龈肿痛、便秘等症状。冬季进食要增加食物种类，大白菜、圆白菜、白萝卜、豆芽、油菜、虾皮、猪肝、香蕉等都是很好的选择，还可适当吃些如红薯、土豆等富含维生素的食物。

冬季进补正当时

冬季是食补和药补的黄金季节，人体阳气冬季内藏，阴经内守，机体能量处于蓄积时期，尤其是身体虚弱的人，冬至以后进补尤为相宜。民间素有"今年冬令进补，明年三春打虎"的说法。冬令进补不仅能调养身体，还能增强体质，提高机体的抗病能力。但进补要适度，适可而止，不可过偏，否则阴阳失调，损伤身体。食补、药补应当相辅相成，不能一味地进食补药，而忽视了五谷的调养。

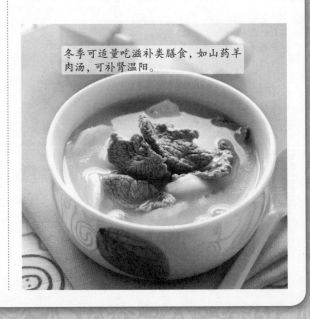

冬季可适量吃滋补类膳食，如山药羊肉汤，可补肾温阳。

冬季生活起居调养

早卧晚起

《黄帝内经》指出，人在冬季应"早卧晚起，以待日光"。应该睡得早，起得晚，最好等到太阳升起以后再起床，这样有利于阳气的潜藏和阴精的积蓄，对健康有益。冬季早睡晚起可避免低温和冷空气对人体的侵袭，降低患呼吸系统疾病的概率，同时也可以避免因严寒刺激诱发心脑血管疾病。充足的睡眠还有利于人的体力恢复和免疫功能的增强，有助于预防疾病。

睡觉时切忌蒙头、闭门窗。冬季把头蒙在被子里睡觉会暖和一些，但被子里的氧气会越来越少，二氧化碳和不洁气体却越积越多，所以蒙头睡醒后会感到头昏昏沉沉、疲乏无力。天寒时有些人喜欢紧闭门窗入睡，殊不知，室内烟雾、尘埃及人体排出的废气以及被褥内的纤尘、污浊气体被吸入肺中，都不利于人体健康。

冬衣重保暖

冬季的衣服最重要的功能首先是保暖，保暖程度与衣服内空气层的厚度有关。羽绒服、羊毛织物、皮衣的保暖效果都相当不错。外出应戴帽子、围围巾，防止头部受凉。头部如果受到寒冷刺激，血管会收缩，头部肌肉紧张，易引起头痛、感冒。背部也应注意保暖，不要穿太薄的衣服，当寒冷刺激到背部时，会通过背部穴位影响局部肌肉，除了引起腰酸背痛外，背部受凉还会通过颈椎、腰椎影响上下肢肌肉及关节、内脏，引发各种不适。同时脚部

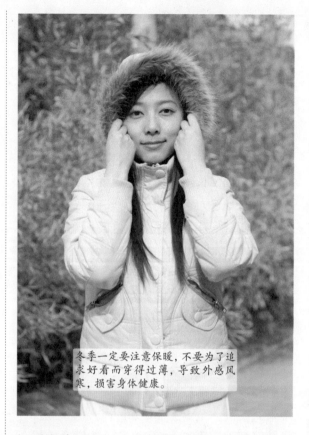

冬季一定要注意保暖，不要为了追求好看而穿得过薄，导致外感风寒，损害身体健康。

保暖尤为重要，一旦脚部受寒，会反射性地引起上呼吸道黏膜内的毛细血管收缩，抵抗力下降，容易感冒。老年人最好穿棉布鞋、厚袜子。忌穿潮湿的衣服、鞋袜。

冬季精神调养

寒冷的冬季，寒风凛冽，草木凋零，阳气潜藏，阴气旺盛，人体的阴阳消长代谢也处于相对缓慢的状态，所以冬季精神调养也要着眼于"藏"，即要保持心态平和。此外，还要防止出现情绪抑郁、懒散嗜睡、昏昏沉沉等现象，这些症状主要是寒冷的气候所致。但只注重保暖不能达到预防效果，还需多晒太阳，同时加强体育锻炼，增强抵抗力。

冬季运动调养

冬天，因为天气寒冷，许多人不愿意参加体育运动，但正如俗话所说："冬天动一动，少闹一场病；冬天懒一懒，多喝药一碗。""夏练三伏，冬练三九。"这些都说明冬季坚持体育锻炼有益于身体健康。那么适合冬天的运动有哪些呢？

长跑

冬季进行长跑锻炼，不仅能增强体质和机体的耐寒能力，还能培养坚强的意志。长跑时注意以下几点可达到很好的锻炼效果：首先，早晨太阳出来后再进行长跑，长跑前活动四肢，根据气温增减衣物，尤其要注意腹部的保暖。其次，在跑的过程中，人体对氧气的需求量不断增加，因此要注意调节呼吸节奏，不宜张大口呼吸、嚼口香糖或说笑打闹，否则容易将冷空气吞咽进胃肠道，从而引起胃肠痉挛性剧痛或腹胀。最后，长跑结束后，人体全身上下得到活动，这时进一步做好基础锻炼，就能取得良好的健身效果。可以做一套广播体操，也可以进行压腿、踢腿、跨跳、纵跳摸高、单腿跳和高抬腿练习，发展下肢力量和提高耐力。

跳绳

跳绳这项运动特别适宜在气温较低的季节进行。研究表明，持续跳绳10分钟，与慢跑30分钟或跳健身操20分钟相当，还能增强人体心血管、呼吸道和神经系统的功能。

跳绳时，心脏收缩频率加快，小腿和脚踝的肌肉活动量加大。为了让身体适应强度，每次跳绳前活动活动手脚，至心跳加快后再正式开始跳绳。跳绳时应穿质地软、重量轻的鞋，避免脚踝受伤，最好选择软硬适中的草坪、木质地板和泥土地等场地跳绳。

跳绳的时间，一般不受任何限制，但为了避免身体不适，饭前和饭后半小时内不宜跳绳。时间长短通常是每次30分钟，一个星期5次，但是并非绝对，要视个人的体力以及需要而定。刚开始的时候，一次5分钟也许就气喘吁吁了，那么就不必强迫自己跳30分钟；身体适应后，运动30分钟还可以再适当增加时间。

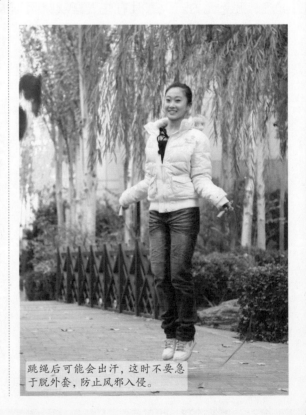

跳绳后可能会出汗，这时不要急于脱外套，防止风邪入侵。

冬季防病抗病

冬季天气寒冷干燥，人体抵抗力下降，容易引发一些疾病，如冻疮、皮肤瘙痒等，这时要采取一些必要的措施进行防治，减少疾病的发生。

冻疮

冻疮是冬季容易发生的一种皮肤损伤，易发生在手指、手背、脚跟、脚趾、耳轮、鼻尖、面颊等暴露部位。冻疮一旦发生，在寒冷季节里较难治愈。因此，要减少冻疮的发生，应提前在秋末积极预防。

被冻伤、局部麻木，甚至失去知觉的人，不应该将冻伤的肢体直接放在温暖的地方，也不要用热水冲洗，而应该先轻轻按摩，等血液循环恢复，再放入温度比较高的地方。没有水疱的冻疮除了注意局部保暖以外，还可以用冻疮膏涂抹患处。对已经溃破的创面，可先给周围正常的皮肤消毒，再用无菌温盐水清洗创面，涂以抗菌药物加以包扎，并经常检查创面愈合情况和更换药物及包扎纱布等。生冻疮以后，可能会出现麻痒，千万不要用手抓挠，以免感染。

皮肤瘙痒症

冬季皮肤发痒，直到来年春暖时才逐渐减轻、消失，这就是冬季皮肤瘙痒症。冬季瘙痒症多见于老年人，瘙痒常为全身性，呈阵发性发作，特别是腿、臂、手等部位。瘙痒症的原因比较复杂，主要是由于激素水平生理性下降、皮肤老化萎缩、皮脂腺和汗腺分泌功能减退等，导致皮肤含水量减少，缺乏皮脂滋润长期干燥，故常常冬重夏轻。此外，老年人肝肾等器官功能下降，体内一些代谢产物如胆红素、尿素氮等的排出遇到障碍，也是导致瘙痒症的原因之一。

老年人的皮肤因为生理性退化，表面缺乏足够的皮脂保护而干燥缺水，洗澡过勤会带走原本就不多的皮脂保护层，使皮肤愈显干燥。如果洗澡水过热、用碱性强的肥皂或用力搓澡，也会加重皮肤干燥瘙痒的状态。因此，老年人冬季应当减少洗澡的次数，每周 1 次足矣。在沐浴用品的选择上，最好选择碱性低的中性沐浴乳、温和的乳霜香皂。此外，内衣要清洁、柔软、宽松、舒适，最好是纯棉制品。

此外，平时应根据自己皮肤的干燥程度，每天在容易瘙痒的部位涂抹 1~2 次含止痒成分的润肤乳，以保持皮肤滋润。沐浴后及平时都要经常涂抹乳液或乳霜，以补充皮肤的油脂。最好在浴室中擦干身体，并在 3 分钟内擦乳液或乳霜保养皮肤。

在饮食方面，应忌食辛辣刺激食物，多吃有健脾润肺、养血润肤功能的食物，如大枣、百合、莲子、银耳、山药、梨、核桃仁、杏仁、松子、花生、牛奶、豆浆等。

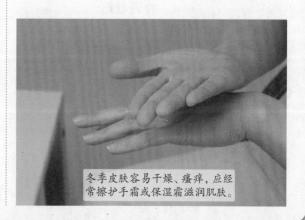

冬季皮肤容易干燥、瘙痒，应经常擦护手霜或保湿霜滋润肌肤。

？

不同人群应
该如何养生

？

小儿养生应注意
哪些方面

？

老年人的养生
重点是什么

？

女人应怎样调养气血，
保持好气色

？

男人应该如何
补肾壮阳

不同人群养生，重点各不同

中医讲究"辨证施治""因人而治"，不同体质、不同人群有不同的调理方法，不能一概而论。老年人因为身体逐渐衰弱，各项机能都不如年轻人，所以要注意饮食、运动以及心态的调整；儿童正处于生长发育的阶段，调理以保证营养为主；女性特殊的生理结构决定其一生都要注意调理气血，男性容易消耗较大精力，所以养生重在补充阳气。

只有根据不同人群的特点有针对性地进行调理，同时结合不同体质以及顺应四时的变化，才是科学的养生。

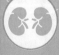

老年人：饮食清淡，多运动

进入老年期，人体的各项机能都在逐渐衰老退化，疾病也就随之而来，所以老年人保养身体就变得尤为重要。老年人的养生要注意以下几个方面。

生活起居要规律

老年人的生活要有规律，坚持早睡早起。一般来讲，早晨起床后进行 1 小时的户外活动后再吃早餐，中午按时吃午餐，饭后半小时后午睡半小时， 18 点吃晚餐，21 点之前就寝较为适宜。除了要注意起居时间外，还要注意餐后养生，可以用茶水漱口，此法可去烦躁、健脾胃，还可使牙齿坚固，是一个行之有效的保健益寿良方。

老年人不宜洗澡过勤。因为老人皮肤较薄且易皱，皮脂腺萎缩，洗澡过勤容易使人疲乏，并使皮肤因缺乏油脂而干燥。倘若再用碱性或酸性肥皂，会刺激皮肤而发生瘙痒或裂纹，很容易引起感染。

饮食清淡少油腻

老年人消化吸收功能较弱，所以在饮食上应以清淡为主，少吃油腻食物，以免影响消化功能。

少吃肥甘厚腻以及烟熏、油炸食物

老年人应控制每日脂肪和盐的摄入量，做饭时少放油和盐，少吃肥肉，过甜的糕点以及含糖分较高的食物也应少吃或不吃。因为这些高脂肪、高盐和高糖的食物不易消化，吃多了容易引发某些疾病，如"三高"大多是由于不良饮食习惯导致的，所以要预防这类疾病，就要在饮食上多加注意。同时，烟熏以及油炸食物也应少吃或不吃，这类食物不仅高盐、高脂肪，而且不易消化，有的还含有致癌物质，所以吃的时候更应慎重。

饮食以清淡为主，适当补充蛋白质

老年人的饮食应以清淡、易消化为主。多吃蔬菜，尤其是绿叶蔬菜，可清炒或炖汤，做的时候要做软烂一些，以利于咀嚼和消化。老年人可多喝一些药膳粥，不仅营养丰富，味道鲜美，而且还有滋补和养生的功效，如百合木耳粥，可益肺补肾；菊花绿豆粥，可养肝明目。同时老年人还应适当摄入一些蛋白质，如鸡蛋、鱼肉、瘦肉，可补充营养，增强抵抗力。

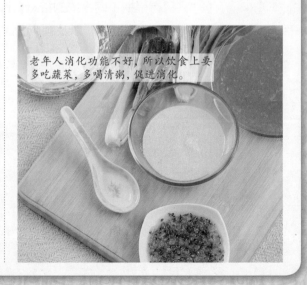

老年人消化功能不好，所以饮食上要多吃蔬菜，多喝清粥，促进消化。

心态乐观多交流

对于老年人来说，乐观积极的心态是健康长寿的法宝。一些经常开怀大笑、心态乐观的老人大多看起来红光满面、不显老，而且身体也健康；而整天愁容满面、情绪低落的老人看起来则面容憔悴，非常苍老，而且容易疾病缠身。所以精神养生非常重要。那么对于老年人来说，怎样做到精神养生呢？

保持乐观心态，培养兴趣爱好

首先，每个老年人都应该正确认识自身的价值。精神上保持活力就会不畏老，增强生活信心和抗病能力，保持愉快乐观的心境。这种乐观的心境可以使人精力充沛，延年益寿。其次，要培养良好的情操和广泛的兴趣爱好。老年人要多参加社会活动，如跳广场舞、唱歌、下棋等，不仅可以丰富生活，还能锻炼身体，放松心情。

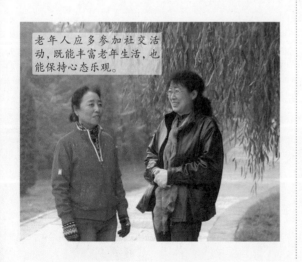

老年人应多参加社交活动，既能丰富老年生活，也能保持心态乐观。

消除"恐病症"，正确对待疾病

一些老年人，当看到同龄好友生病或病逝后，也常常觉得自己身上这里痛那里疼，怀疑是患了某种疾病甚至绝症，于是产生恐惧、悲哀等消极情绪，整日心情不畅，给生活造成困扰。老年人一定要消除这种心理，正确看待生老病死，不要让不良情绪损害了身体健康。当怀疑自己患病时，可以去医院检查，没有病固然好，但即使被查出患病，也应积极进行治疗。疾病并不可怕，可怕的是没有战胜疾病的信心，而乐观、积极的心态正是战胜疾病的良药。

积极运动保健康

由于老年人身体的各项机能已有所下降，气血运行缓慢，所以可以通过运动来促进气血循环，增强体质。但老年人的健康水平和体质状况有限，所以运动时要循序渐进，选择一些舒缓的、动作强度较小的运动，如散步、广场舞、太极拳、太极剑、乒乓球、慢跑等。

老年人喜欢早起到室外空气清新的地方运动，其实，上午及下午最好也各安排一次散步或做操。因病卧床或行动不便的老人，可每天在他人的护理下活动肢体或者做推拿按摩等。

老年人还应了解一些运动的注意事项。老年人忌参加一些激烈竞赛，不论参加哪些运动，重在参与、健身，不要争强好胜；老年人不宜在运动中负重憋气，以避免肺泡破裂而发生气胸，出现头晕目眩等不良反应

儿童：营养全面助成长

儿童时期身体生长发育迅速，神经系统发育基本完成，但是骨骼弹性大、硬度小，消化能力较弱，而且胃容量较小，所以要针对儿童的这些生理特点有针对性地进行养护。

营养均衡，搭配合理

儿童的生长发育迅速，而且处于学龄阶段，所以此时的饮食不仅要满足日常的代谢，还应满足学习用脑时的营养需求。

营养均衡，不宜过度进补

儿童的饮食要均衡，荤素搭配要合理，多吃蔬菜、水果，少吃零食，少喝饮料，同时注意优质蛋白质的摄入，如牛奶、蛋类、肉类、虾、鱼类等。

如今的父母会给孩子补各种维生素和微量元素，让孩子吃补钙、补锌等保健品。但父母在给孩子吃这些保健品的时候，一定要注意量，不可过度进补，否则会对孩子身体造成损伤。如补钙过多，易患低血压；补鱼肝油过多，易得高钙血症。

养成良好的饮食习惯

儿童时期养成的许多习惯在孩子的成长过程中会产生重要的影响。因此，在这个阶段，让孩子形成良好的饮食习惯非常重要。儿童在饮食习惯上应做到以下几点。

1.三餐定时定量。定时定量，有利于食物有规律地消化和吸收，能促进人体对食物的利用，是防止消化功能紊乱的必要条件。

2.吃饭时细嚼慢咽。只有充分地嚼烂食物，才有利于减轻胃肠道的负担，促进食欲。但实际生活中不少父母总是催促孩子快点吃饭，嚼不烂的食物不利于消化，也不利于吸收，这样会增加孩子的胃肠负担。孩子的用餐时间要比大人长些，不要催促孩子快吃。

3.要养成不挑食、不偏食的习惯。孩子如果出现偏食，父母不要着急逼问孩子喜欢吃什么菜，而是隔几天再给孩子做些不喜欢的菜，注意观察并且鼓励，慢慢地让孩子不再挑食。

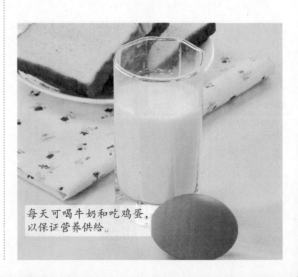

每天可喝牛奶和吃鸡蛋，以保证营养供给。

少玩网络游戏，多运动

随着互联网的普及，孩子接触网络越来越早，手机、电脑、游戏机等电子产品触手可及，孩子随时都可接触到网络，沉迷网络的现象也越来越严重。玩网络游戏、看视频等越来越普遍。其实，这对孩子的健康发育有很大危害，如影响孩子的学习，导致孩子视力下降；影响孩子身体发育，可能出现自闭等心理问题。要想孩子健康快乐地成长，就要引导孩子正确使用网络。控制使用网络的时间，培养孩子多种兴趣爱好，从小注重培养孩子的自制力，并且家长要以身作则，不要经常玩手机，而是要多陪伴孩子，多和孩子交流。

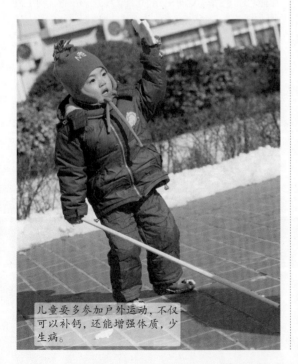

儿童要多参加户外运动，不仅可以补钙，还能增强体质，少生病。

体育活动不仅可促进身体的生长发育，还能改善大脑皮层及神经系统的协调能力，提高学习效率。所以儿童时期应该多运动。根据孩子年龄、身体状况与个人爱好选择一些适合自己的运动，年龄小的儿童可以在父母的陪伴下做一些游戏，年龄大点的儿童可做一些如游泳、踢球、跳绳、打羽毛球等对身体素质要求稍高的体育运动。

但是由于儿童身体各器官、组织尚未发育成熟，所以有些运动项目不适合参加，如拔河、长跑、倒立、掰手腕等，如拔河比赛时强度过大，对抗性强，而儿童的心脏发育还不完善，心肌娇嫩，很难承受这样大力量的负荷。

保护眼睛和牙齿

儿童时期尤其要注重的是对牙齿和眼睛的保护，这对孩子未来的牙齿和视力有很直接的影响。所以父母应督促孩子养成每天饭后自觉刷牙的习惯，不要过多地食用糖果和甜品，并且要经常用淡盐水漱口，避免形成龋齿。在牙膏的选择上要注意，不宜为儿童选用成人牙膏。

儿童视力下降已成为一个突出问题，也是学校老师和家长关注的焦点之一。保护视力要做到：1. 做功课时端正姿势，在读书、写字时，眼与书本距离 30~40 厘米，握笔离笔尖 3 厘米；2. 桌面和胸窝相距 3 厘米；3. 坚持做眼保健操；4. 不要躺着看书，不要在走路或乘车时看书；5. 看书时光线不要太暗，看书时间不宜过长。

女性：一生重在滋阴养血

女人的一生都离不开气血，气血不仅滋养着女性的脏腑，也滋养着女性的子宫、卵巢。但是女性往往由于月经、生产、孕育而损耗大量气血，从而导致气血不足。气血不足将导致女性卵巢早衰，容貌受损，甚至影响生育。所以，女性一生都要重视补气血。

女性常吃桂圆、大枣，补气血防衰老

常吃桂圆的女人气色好

中医认为，桂圆入心、脾两经，具有补心脾、益气血、养子宫和卵巢之功效。气血足、代谢好的女人皮肤红润、眼睛水亮、精气神足，子宫、卵巢不衰老。桂圆含有蛋白质、脂肪、糖类、有机酸及多种维生素等，可提高抗氧化酶活性，预防过量自由基的产生，预防肌肤早衰和子宫肌瘤的发生。总之，女性适当吃桂圆对身体是有好处的。但桂圆为温补之物，多吃容易上火，所以不宜多吃。

滋养血脉，可食大枣

大枣有很好的滋养血脉的作用，一向是民间推崇的补血佳品，有"天天吃大枣，一生不显老"的说法。这是因为大枣的维生素含量比较高，具有抗衰老的作用，同时还是一味滋补脾胃、养血安神、治病强身的良药，对于女性贫血、面色苍白、气血不调等有很好的调养作用。产妇食用大枣，能补中益气，养血安神，加快机体恢复；年老女性食用大枣，能增强体质，延缓衰老；更年期女性食用大枣，可养血安神，促进食欲。所以女性

常吃大枣，不仅滋养血脉，还能美容养颜，抗衰老。

多吃桑葚，滋阴补血效果好

肝能影响到气血运行，肾能影响到子宫、卵巢的功能，为此养好子宫、卵巢就应肝肾同养。子宫、卵巢的功能好，雌性激素充盈，肌肤才会水润起来。建议皮肤干的人常吃桑葚，桑葚能强肝肾，益精血，使子宫、卵巢得到充分滋养。桑葚中含有大量的水分、碳水化合物、多种维生素、胡萝卜素及人体必需的微量元素等，可为肌肤补充多种营养，起到抗衰老的效果。

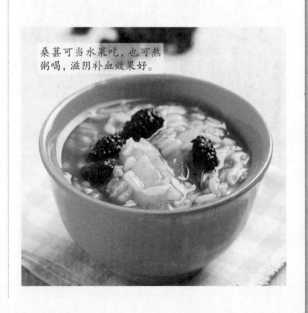

桑葚可当水果吃，也可熬粥喝，滋阴补血效果好。

艾灸三阴交穴、足三里穴等，气血充足不生病

三阴交穴是女性补气血、调月经、治疗妇科病的常用穴位。中医认为，经常对这个穴位进行刺激，可以增强脾胃化生气血的功能，也有助于改善肾虚、肝气不舒等问题。妇科病往往和气血不足、肝郁不舒有关，所以经常对这个穴位进行刺激，能有效调理妇科病。

血海穴有补血活血的双重功效。有的女性气血不足，气色不好，舌上有瘀斑，月经里有血块，这样的女性往往子宫内有瘀血，经常按揉或艾灸血海穴，有较好的活血化瘀效果。

足三里穴是强健脾胃的要穴，脾胃又是气血充盈的前提。足三里穴是女性经常用到的穴位，对这个穴位进行艾灸能强健脾胃，促进气血化生，同时还能除湿热，促进营养的吸收。正是因为足三里穴具有重要的保健养生功效，为此民间流传有"常灸足三里，胜吃老母鸡"之说。

少生气，心态好，远离妇科疾病

经常生气的人容易气滞。气滞会影响血液的流动性，甚至导致血瘀，气滞血瘀，会降低气血本身的滋养作用。中医认为"瘀血不去，新血不生"，若是子宫内有了瘀血，就会影响新血的生成，导致滋养作用下降。另外，瘀血久不去，还会形成积聚。所以女性保持情绪舒畅，有助于气血流通，积聚消散。积聚兼有气血损伤者，宜进食营养丰富、易于消化吸收的食物，以补养气血。

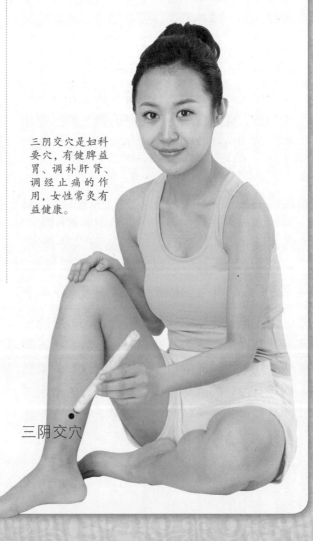

三阴交穴是妇科要穴，有健脾益胃、调补肝肾、调经止痛的作用，女性常灸有益健康。

三阴交穴

男性：补充阳气，精力旺

阳气对于男性来说具有至关重要的作用，阳气不仅可影响身体的免疫力，而且在发育和生殖方面也有着举足轻重的作用，可以说，阳气是男人的"命根子"。当男人步入中年后，阳气逐渐下降，生理功能也逐渐衰退，从而导致免疫力下降，许多疾病也会随之而来。所以，男性养生重在补阳。

多吃山药、羊肉等补肾壮阳

肾阳被称为"命门之火"，为人体阳气的根本。男性如果肾阳不足，人就容易出现神疲乏力、精神不振、畏寒怕冷、性功能减退等症状。男性想要补肾，可以常吃补肾壮阳的食物，如山药、羊肉、韭菜等。

中医认为，山药有补脾养胃、补肾涩精的功效，经常食用山药可增强肾脏的排毒功能。可用山药熬粥或做成汤食用，如山药糯米粥、山药羊肉汤等。

韭菜被称为"起阳草"，有温补肝肾、助阳固精的作用，男性常食可缓解肾阳虚所致的腰膝冷痛、阳痿、遗精等症。韭菜适合炒，可以和虾仁、猪肝、鸡蛋等食材搭配，如韭菜炒虾仁、韭菜炒猪肝、韭菜炒鸡蛋等。

羊肉是补阳的佳品。中医认为，羊肉具有补肾助阳、暖中祛寒、温补气血、开胃健脾等功效，对肾虚引起的腰膝酸软、体质虚弱等有很好的滋补作用。羊肉最好的食用方法是做成汤类。但多食羊肉易上火，饮用汤类时加入适量胡椒粉，可以起到"引火归源"的作用。

少喝酒，少抽烟，呵护肝脏养好肺

大多数男性有抽烟、喝酒的习惯，其实，长期抽烟、喝酒对肝、肾和肺的伤害都很大。经常抽烟会消耗人的正气，使五脏六腑正气偏颇，尤其是伤肾，肾主正气，烟气下行会伤肾气，导致肾精不足，容易引发多种疾病，损人寿命，同时还会伤害肺部。所以一定要注意，要少抽烟或尽量不抽烟。

酒相对于烟来说，稍微好一些，适量饮酒能宣通血脉，舒筋活络。但是如果饮酒无度，会增加肝脏、肾脏的代谢负担，损伤肾气，轻则不育，体弱多病，重则损人寿命。有抽烟、喝酒习惯的男性，尽量少抽、少喝，最好戒掉，这样才能呵护好五脏，健康长寿。

少熬夜，多运动，身体健康精神好

熬夜伤神，当然更伤肾。因为熬夜会大量消耗人体的气血、津液和精力，从而使身体内部阴阳失衡，损耗肾阴，导致虚火上炎，引发上火症状。如果长期熬夜的话，还会导致肾阴被伤，出现面色发黑、易疲倦、遗精、腰痛、小便不利等。所以尽量不要熬夜，晚上睡觉最晚别超过 23 点。对于那些不得不熬夜的人群来说，为了减轻熬夜对身体的伤害，熬夜之后要抓紧时间补觉，这样才不至于过度透支身体。

男性加强体育锻炼，有助于增强抵抗力，强身健体。闲暇时间可进行体育运动，如打球、游泳、骑自行车、爬山等，既能放松心情，缓解压力，还能锻炼身体，增强抗病能力，塑形瘦身。运动是男性养生中不可或缺的一项内容。

艾灸命门穴、涌泉穴，益肾壮阳精力旺

男性不仅可以通过食疗、运动等方式来补肾壮阳，还可通过中医外治疗法来进行保健，如艾灸、按摩等，可达到补肾补阳、强身健体的目的。男性经常用来保健的穴位有命门穴和涌泉穴。

艾灸命门穴：点燃艾条，对准命门穴，置于距离命门穴 3~5 厘米处施以温和灸，局部皮肤有温热感而不灼痛为宜，每次灸 10 分钟左右，每星期 1 次。艾灸命门穴可强肾固本、温肾壮阳、强腰膝，适用于阳痿、遗精、腰痛、四肢困乏等症状。

艾灸涌泉穴：点燃艾灸，对准涌泉穴，距离穴位皮肤 3~5 厘米处施以温和灸，以局部皮肤有温热感、皮肤出现红晕为宜，每次灸 10 分钟左右，每天 1 次，7 天为 1 个疗程。艾灸涌泉穴有滋阴潜阳、增精益髓、补肾壮阳、强筋壮骨的功效。

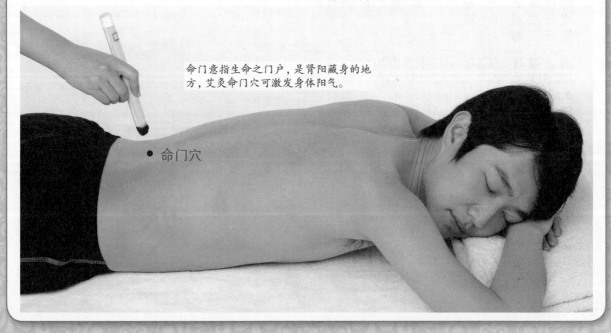

命门意指生命之门户，是肾阳藏身的地方，艾灸命门穴可激发身体阳气。

● 命门穴

图书在版编目（CIP）数据

老中医教你调体质补气血养五脏 / 许庆友，杨长春主编 . — 南京：江苏凤凰科学技术出版社，2019.11（2024.01 重印）

（汉竹·健康爱家系列）

ISBN 978-7-5713-0585-7

Ⅰ . ①老… Ⅱ . ①许… ②杨… Ⅲ . ①养生（中医）– 基本知识 Ⅳ . ① R212

中国版本图书馆 CIP 数据核字（2019）第 178731 号

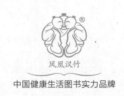

中国健康生活图书实力品牌

老中医教你调体质补气血养五脏

主　　　编	许庆友　杨长春
编　　　著	汉　竹
责 任 编 辑	刘玉锋　黄翠香
特 邀 编 辑	张　瑜　蒋静丽　仇　双　冯慧平
责 任 校 对	仲　敏
责 任 监 制	刘文洋

出 版 发 行	江苏凤凰科学技术出版社
出版社地址	南京市湖南路 1 号 A 楼，邮编：210009
出版社网址	http://www.pspress.cn
印　　　刷	南京新世纪联盟印务有限公司

开　　　本	787 mm×1 092 mm　1/16
印　　　张	14
字　　　数	280 000
版　　　次	2019 年 11 月第 1 版
印　　　次	2024 年 1 月第 12 次印刷

标 准 书 号	ISBN 978-7-5713-0585-7
定　　　价	42.00 元（附赠：养生讲解视频）

图书如有印装质量问题，可向我社印务部调换。